RECHERCHES

ANATOMICO-PATHOLOGIQUES

SUR

LA MÉNINGITE AIGUË

DES ENFANS,

ET SES PRINCIPALES COMPLICATIONS.

(HYDROCÉPHALE AIGUË DES AUTEURS.)

PAR L. SENN (de Genève),

Interne des hôpitaux de Paris.

A PARIS,

CHEZ GABON ET COMPAGNIE, LIBRAIRES,

RUE DE L'ÉCOLE-DE-MÉDECINE ;

ET A MONTPELLIER, CHEZ LES MÊMES LIBRAIRES.

1825.

A

Monsieur Guersent,

Médecin de l'hôpital des Enfans, membre de l'Académie de Médecine, de la Société Philomatique, Agrégé en exercice, etc.

Son élève reconnaissant,

L. SENN.

AVANT-PROPOS.

L'hydrocéphale aiguë des enfans est encore, comme on le sait, un sujet de controverse pour le plus grand nombre des médecins. Il en est bien peu qui s'accordent sur sa nature et sur le traitement à lui opposer. Cependant, que d'écrits ont paru sur ce sujet! combien de praticiens, dont les noms sont restés célèbres, s'en sont occupés! D'où peut donc dépendre l'obscurité qui règne sur cette affection? Est-elle une suite de sa nature elle-même, ou provient-elle de la manière dont on a observé les malades, décrit les maladies, examiné les cadavres? Je pense que c'est dans le mode d'observation, bien plus que dans la nature de cette affection, que nous devons trouver les causes de la divergence d'opinion des auteurs.

Consultant, en effet, leurs ouvrages, on ne peut méconnaître qu'ils n'aient décrit sous le nom d'hydrocéphale aiguë des affections différant par leur siége et par leur nature; que la plupart d'entre eux, abusés par ce mot hydropisie, et attribuant tous les symptômes à l'épanchement ventriculaire, concentrèrent toute leur attention sur ce seul point et négligèrent l'examen attentif des autres parties.

Combien de fois, cependant, ne durent-ils pas être trompés dans leurs recherches, en ne trouvant point ce qu'ils croyaient rencontrer! Si du moins ces faits, bien plus nombreux qu'on ne le pense communément, avaient été publiés, ils auraient pu éclairer les observateurs, les détourner de la fausse route dans laquelle ils se sont presque tous engagés.

Il faut arriver jusqu'en 1780, pour trouver quelques traces de cette vérité, *que l'épanchement ventriculaire n'est pas la lésion principale*. Ce fut le docteur Quin, de Dublin, qui le premier la fit connaître. Présentant des considérations générales sur l'hydrocéphale (1), il concluait en disant : « Que cette maladie » doit toujours son origine à une accu- » mulation morbide de sang dans les » vaisseaux du cerveau, qui quelquefois » s'élève jusqu'à un certain degré d'in- » flammation, ce qui produit souvent, » *mais non pas toujours*, un épanche- » ment d'eau avant la mort. »

Malheureusement ce point, qui devait servir de guide dans les recherches subséquentes, fut inaperçu ou négligé par ceux qui vinrent après lui. En effet, ils persistèrent à regarder ces cas comme faisant exception, et à se torturer l'esprit pour les appliquer tant bien que mal, et les ramener à la règle qu'ils croyaient générale.

Cependant ces premiers travaux ayant appelé l'attention des médecins sur les maladies cérébrales des enfans, on s'oc-

---

(1) Treatise on the Dropsy of the Brain, etc. Dublin, 1780.

cupa de les décrire, et on obtint un tableau assez fidèle de l'ensemble des symptômes qui leur sont communs. Mais les recherches anatomico-pathologiques ayant été toujours plus ou moins négligées, leur nature première fut loin d'être reconnue, et l'épanchement continua à être regardé comme la lésion principale, celle contre laquelle le traitement devait être constamment dirigé.

Ce ne fut qu'en 1817 que M. Coindet publia un mémoire, couronné par la Société de Médecine de Bordeaux (1), mémoire dans lequel il démontra par des faits que l'épanchement n'était souvent que la suite de l'encéphalite. Mais si cet auteur recommandable sait apprécier l'altération de la substance cérébrale, il paraît avoir tout-à-fait méconnu celle des membranes, en regardant l'épanchement comme ne pouvant pas être le résultat de la méningite. Il a dû cependant rencontrer cette

(1) Coindet, *Mémoire sur l'Hydrencéphale ou Céphalite interne hydrencéphalique*, Genève, 1817.

inflammation si commune dans l'enfance, vers la base de l'encéphale; on serait porté à croire que rapportant tout à l'état des ventricules, son attention ne s'est jamais portée plus loin, et que c'est là la cause de son silence.

Peu après, le docteur Abercombrie fut conduit plus loin, en comparant entre elles quelques observations de prétendues hydrocéphales (1) : frappé de ce que dans certains cas aucun épanchement n'avait été rencontré dans les ventricules, quoique les symptômes eussent été les mêmes, il en conclut que dans certains cas l'inflammation de l'encéphale était la maladie principale, et que l'épanchement influait peu sur la marche de la maladie.

Dès-lors d'autres travaux plus ou moins importans ont paru sur le même sujet. Je ne puis passer sous silence la dissertation inaugurale de M. Mitivié, élève distingué des hôpitaux de

---

(1) Abercombrie, *the Edimburg medical and surgical journ.*, july, 1818.

Paris (1). On y trouve un grand nombre d'observations de méningite; mais, comme ses prédécesseurs, il a porté toute son attention sur l'épanchement ventriculaire, il y a vu la cause de tous les symptômes. Néanmoins on ne peut se dissimuler qu'en signalant l'arachnoïde comme le siége de la maladie, et l'arachnitis de la base comme la plus fréquente, cet auteur n'ait rendu un grand service à la science: il ne lui restait plus qu'à tirer les conséquences, qu'à décrire d'après ses propres observations; c'est ce qu'il n'a point fait.

On peut lui reprocher aussi de s'être trop peu étendu sur le résultat de l'examen cadavérique, pour que ses observations puissent servir à des recherches ultérieures. Il fallait donc se procurer de nouveaux matériaux, recueillir des observations détaillées, profiter, dans l'examen des cadavres, de tout ce que nous

(1) *Observations et Réflexions pour servir à l'hydrocéphale aiguë des enfans*, Paris, 1820.

ont appris les anatomico-pathologistes modernes. Placé comme interne à l'hôpital des Enfans, où les faits de cette nature abondent, aidé des conseils d'un homme aussi savant que modeste (1), j'ai observé sans idée préconçue. Ce sont ces observations que je présente aujourd'hui; c'est d'après elles que j'ai cherché à décrire la maladie cérébrale la plus fréquente dans l'enfance, la méningite, soit qu'elle existe à l'état de simplicité (ce qui est rare), soit qu'elle se complique d'encéphalite ou d'épanchement, soit qu'elle se manifeste chez des sujets affectés de tubercules de l'encéphale; c'est à elle que doivent se rapporter la plupart des histoires d'hydrocéphale aiguë des auteurs. Elle mérite donc d'être décrite à part, non seulement à cause de sa fréquence et de sa gravité, mais encore parce qu'elle présente à cette époque de la vie une couleur particulière,

(1) Qu'il me soit permis de témoigner toute ma gratitude à M. Guersent, pour la bienveillance dont il a bien voulu m'honorer, pour la bonté avec laquelle il m'a aidé dans mes recherches et dirigé dans mon travail.

si j'ose m'exprimer ainsi, couleur qui la différencie de celle de l'adulte, et qui a été la cause principale des erreurs dans lesquelles ont été entraînés ceux qui ont voulu les confondre dans une même description (1).

Ce sont ces diverses considérations qui m'ont engagé à publier une description de cette affection, considérée à part, et dégagée, le plus possible, des complications étrangères à l'encéphale.

On me reprochera peut-être de la présenter toute nue, dénuée de tout étalage d'érudition, d'avoir omis d'énoncer à chaque particularité du diagnostic, du pronostic ou du traitement, les diverses opinions d'une foule d'auteurs recommandables. Mais en agissant ainsi, je ne

(1) MM. Parent et Martinet, entr'autres, ne se sont-ils pas évidemment trompés, en regardant la méningite comme plus rare dans l'enfance que dans l'âge adulte, en avançant que la respiration ne paraît pas sensiblement altérée dans les deux premières périodes, qu'enfin elle n'offre pas de signes capables d'éclairer le diagnostic de cette affection? L'erreur d'observateurs aussi recommandables ne prouve-t-elle pas la nécessité d'une description particulière?

pouvais conserver le simple rôle de narrateur, je me trouvais forcé de commenter les observations de chacun, de revenir sans cesse sur le point capital, le manque de détails précis dans l'examen des cadavres. Ce travail, je l'avoue, m'a paru au-dessus de mes forces. J'ai pensé qu'il ne convenait point à un débutant dans la carrière, de torturer ainsi les opinions émises par des vétérans dans l'art de guérir. J'ai préféré m'en tenir à énoncer ce que j'ai vu et observé avec soin, à m'étendre surtout sur les détails d'anatomie pathologique, car ce sont eux qui devront toujours nous guider dans des recherches de cette nature (1). Je ne puis

(1) Dans l'examen des organes encéphaliques, nous avons suivi constamment la marche indiquée par M. Lallemand (*Recherches anatomico-pathologiques sur l'encéphale et ses dépendances*, Paris, 1820). Le cerveau et les membranes ont été examinés préalablement en place, de manière à ne pouvoir pas être induits en erreur sur la nature et la quantité de l'épanchement ventriculaire, l'état des parois de ces cavités, de la membrane qui les tapisse et des parties moyennes qui les séparent. Toujours les désordres observés ont été décrits au moment même, en pré-

que renvoyer le lecteur au traité d'hydrocéphalite, publié par M. Brachet. Il y trouvera l'historique complet de la maladie qui nous occupe, présenté avec beaucoup d'art (1).

En plaçant en tête de ce travail les observations particulières qui lui servent de base, et en les faisant suivre immédiatement des réflexions principales qu'elles m'ont paru suggérer, j'ai suivi la route tracée par les meilleurs observateurs modernes. Puissé-je, en me guidant sur eux, ne m'être point égaré !

---

sence de plusieurs médecins qui suivaient assidument la visite de M. Guersent. Je puis citer, entr'autres, M. le docteur Scellier, qui depuis quatre ans fréquente cet hôpital.

(1) *Essai sur l'Hydrocéphalite ou Hydropisie aiguë des ventricules du cerveau*, par J. L. Brachet; Paris, 1818.

RECHERCHES

ANATOMICO-PATHOLOGIQUES

SUR

LA MÉNINGITE AIGUË

DES ENFANS.

OBSERVATIONS PARTICULIÈRES.

PREMIÈRE OBSERVATION.

Huit ans et demi, forte constitution; invasion subite, céphalalgie, agitation, constipation, délire, mouvemens convulsifs, trismus, collapsus, opisthotonos léger, respiration râlante; mort le sixième jour. — ***Méningite intense; fausses membranes, gastrite légère.***

Marie Ribolet, âgée de huit ans et demi, d'une forte constitution, d'un tempérament lymphatico sanguin, était sujette, depuis deux ans, à des douleurs dentaires qui duraient trois ou quatre jours, et revenaient à deux ou trois mois d'intervalle, lorsqu'elle fut prise, le 19 octobre 1824, d'une douleur dans l'hypochondre gauche; depuis quelques jours les selles étaient devenues plus rares, mais toutes les autres fonctions étaient restées régulières.

Dans la journée du 20, Marie parut bien, mangea comme à son ordinaire, et ne se plaignit de rien; mais le soir elle fut prise subitement d'une vive céphalalgie frontale, qui augmenta beaucoup pendant la nuit.

Le 21, elle garda le lit, accusant toujours une forte douleur à la tête, et y portant sans cesse les mains; de temps en temps elle s'assoupissait, et constamment accusait une soif intense. La nuit fut très-agitée, elle eut quelques mouvemens convulsifs dans les muscles de la face et des yeux, et des grincemens de dents presque continuels.

Le 22, elle put à peine reconnaître ses parens. Dans l'après-midi le délire augmenta, les extrémités furent agitées de mouvemens convulsifs, les muscles de la mâchoire présentèrent une roideur tétanique qui, en maintenant en contact les arcades dentaires, rendit fort difficile l'ingestion des boissons; la respiration parut suspirieuse et irrégulière, et tous ces symptômes s'aggravèrent encore durant la nuit.

Le 23, le médecin des pauvres du quartier ayant été appelé, prescrivit une émulsion d'amandes douces, des sinapismes aux pieds, et une potion stibiée (émétique, gr. 1), qui détermina cinq ou six vomissemens. Pendant toute cette journée le délire fut très-grand ; la malade chantait, criait, répondait brusquement aux questions qui lui étaient adressées, et parfois ses réponses étaient justes ; constamment elle portait les mains au front, et dès que l'agitation cessait un instant, l'assoupissement survenait : cet état dura toute la nuit.

Le 24 au matin, le collapsus était complet, la tête renversée en arrière, les mâchoires fortement serrées. Un second médecin appelé fit appliquer douze sangsues derrière les oreilles, et des sinapismes aux pieds.

Le soir des vésicatoires furent placés aux mollets, l'état n'ayant pas changé.

Le 25, sixième jour de la maladie, l'enfant fut apporté à l'hôpital. Je la trouvai sans connaissance, ayant la tête fortement renversée en arrière, les yeux portés à droite et en haut, la peau chaude, le pouls très-fréquent, peu développé ; les plaies des sangsues fournissaient encore quelques gouttes de sang. Ayant appris des parens ce qui précède, je n'osais guères employer de moyen actif, regardant la mort comme très-prochaine ; des sinapismes furent appliqués aux pieds ; la malade témoigna souffrir, et fut tirée pendant quelques instans de son assoupissement ; mais peu après la respiration s'embarrassa, devint râlante ; les lèvres se couvrirent de salive écumeuse, et après une agonie de deux heures Marie succomba, à sept heures du soir, six heures après son entrée dans l'hôpital.

Examen du cadavre fait quarante-deux heures après la mort.

Habitude extérieure. Cadavre parfaitement conformé, embonpoint marqué, traces de vésicatoires aux jambes.

Appareil sensitif interne. La voûte du crâne enlevée, la dure-mère paraît tendue; incisée et déjetée sur les côtés, on aperçoit sur la surface des deux hémisphères du pus jaunâtre, infiltré dans le tissu sous-arachnoïdien (pie-mère). Celui-ci est très-épaissi, injecté, consistant et adhérent çà et là à la substance corticale, qui paraît dans ces points assez injectée; des fausses membranes couenneuses et purulentes existent aussi entre les deux feuillets séreux, dans la grande cavité de l'arachnoïde; en les enlevant avec précaution et lenteur, on peut voir se déchirer de petites houpes celluleuses ou muqueuses qui les unissent à cette membrane. Le cerveau est très-ferme et pointillé de rouge. Une demi-once de sérosité trouble existe dans chaque ventricule; le septum lucidum, infiltré dans une petite étendue, se déchire au moindre effort. Au-dessous de la voûte se voyent les plexus choroïdes infiltrés de pus près de leur passage par la large fente de Bichat. De là l'infiltration se prolonge en arrière et sur les côtés, surtout dans les scissures de Sylvius et sur le mésocéphale; celui-ci et le cervelet présentent une consistance remarquable. En examinant à la loupe le tissu sous-arachnoïdien contenant du pus, on reconnaît que ce dernier, en partie concret, est déjà parsemé d'une foule de petits vaisseaux rouges.

Appareils respiratoire et circulatoire. Parfaitement sains.

Appareil digestif. Œsophage sain; estomac du volume ordinaire; sa muqueuse, d'un gris jaunâtre, présente quelques stries irrégulières, longitudinales, partant du cardia et se dirigeant vers la grande courbure. Leur couleur blanche les fait distinguer facilement, et paraît tenir à la destruction du corps muqueux. En effet, le derme est à nu, demi transparent, et permet d'apercevoir les fibres musculaires (1). Duodé-

(1) Pour être entendu dans les descriptions de la membrane muqueuse digestive, je ferai remarquer que je distingue dans une membrane muqueuse trois parties.

La première, la plus superficielle, ne s'observe que dans quelques points, c'est l'*épitellium* ou épiderme.

La seconde, ou la moyenne, est le *corps muqueux* proprement dit,

num sain; intestins grêles légèrement injectés; gros intestins contenant des matières fécales solides.

Annexes. Foie sain, vésicule biliaire contenant une assez grande quantité de bile poisseuse, d'un noir foncé.

Les autres organes abdominaux sont dans l'état naturel.

Réflexions. Quoique je n'aie pu observer la malade que dans les derniers instans de la vie, j'ai pensé pouvoir mettre en tête cette observation, parce qu'elle offre le tableau fidèle d'une méningite franche, chez un sujet vigoureux; d'autant plus franche, que le traitement mis en usage n'a pu nullement entraver sa marche. Aussi a-t-on trouvé, à l'examen du cadavre, des désordres tels, qu'il est rare d'en rencontrer. L'inflammation était générale, on la voyait, partant de la base, se rendre à la convexité des hémisphères, pénétrer dans les cavités, en suivant les replis des membranes destinées à former

---

qui donne à la membrane le velouté qui la distingue, et se trouve dans quelques points d'une grande ténuité.

La troisième est le *derme*, partie solide de la muqueuse digestive; il sépare le corps muqueux des fibres musculaires. Dans son épaisseur sont enfoncés les follicules muqueux; c'est lui qui est désigné sous le nom de tissu nerveux par quelques anatomistes.

les plexus choroïdes. Du pus concret et membraniforme existait entre les deux feuillets séreux, et déjà des traces d'organisation y étaient perceptibles, quoique la maladie n'eût duré que six jours. En comparant cette observation avec la suivante, on verra que la marche de cette affection est très-différente chez un sujet faible, et que dans ce cas les symptômes auxquels elle donne lieu rappellent davantage l'hydrocéphale aiguë des auteurs.

Les lésions trouvées dans l'estomac indiquent que celui-ci a souffert; il s'agirait de savoir si l'inflammation gastrique a été secondaire ou primitive : je pense qu'elle a été secondaire d'après les symptômes du début. En effet, la malade a pu manger et digérer la veille, ce n'est qu'après l'apparition de la vive céphalalgie, de l'agitation, du délire, que la soif est devenue intense; et cela ne pouvait guères être autrement : jusqu'alors les fonctions digestives avaient paru régulières, l'embonpoint marqué de la malade l'indiquait assez; tandis que des douleurs dentaires, se renouvelant à d'assez courts intervalles, ont bien pu être la cause prédisposante de cette affection. Quant à la cause efficiente, déterminante, elle nous échappe tout-à-fait, comme dans bien d'autres cas.

IIe. Observation.

Six ans, valétudinaire depuis trois mois; céphalalgie, vomissemens bilieux, anxiété, constipation, somnolence, puis accès convulsifs, cris hydrencéphaliques; collapsus, opisthotonos; l'intelligence persiste, mais la respiration s'embarrasse de plus en plus; mort le quinzième jour. — *Méningite de la base.*

Julie Beaulieu, âgée de six ans, fut amenée à l'hôpital des Enfans le 14 juillet 1824; ses parens nous dirent que depuis trois mois environ elle se plaignait fréquemment de la tête et du ventre, et que depuis huit jours elle avait été prise de fièvre, de toux et de vomissement.

Le lendemain 15, voici l'état dans lequel nous la trouvâmes. — Demi-somnolence; peau moite et chaude; pouls irrégulier et inégal, plutôt lent (70); respiration inégale, irrégulière, et de temps en temps *suspirieuse*. Lorsqu'on la meut, anxiété, sensibilité à la lumière, qu'elle cherche à éviter; elle se plaint d'une douleur frontale, qui par instans lui arrache des *cris*. — La langue est pointillée de rouge, gonflée et humide; le ventre souple, sensible à la pression. La respiration s'entend bien des deux côtés de la poitrine sans aucun râle, et la percussion donne un son égal des deux côtés. — M. Guersent diagnostique une méningite de la base. (Hydromel, lavement émollient, quinze sangsues derrière les oreilles.) L'enfant était peu forte, assez maigre et malade depuis quelque temps, suivant le dire des parens.

Le sang coula assez abondamment, et à quatre heures du soir la malade paraissait reposer; son pouls était naturel, il n'y avait pas de chaleur, la respiration elle-même me parut plus régulière.

Dans la nuit, l'agitation reparut; l'enfant sortit de son lit et courut dans la salle; vers le matin le calme revint.

Le 16, à la visite, même état que la veille; on n'a pas obtenu de selles.

(Hydromel, saignée de pied, ℥ v; glace sur la tête, vésicatoires aux jambes; deux lavemens émolliens.)

L'élève chargé de faire la saignée ne tira qu'une once de sang, et les mouvemens nécessaires pour cette opération produisirent beaucoup d'agitation et de cris; il y eut même des mouvemens convulsifs des bras. On appliqua la glace, qui excita encore des plaintes et des criailleries.

Dans la soirée, la face se colora par instans, et la nuit fut aussi agitée que la précédente.

Le 17, la somnolence est plus marquée;

d'ailleurs mêmes symptômes; les vésicatoires ont pris; la constipation persiste. — (Hydromel; calomel préparé à la vapeur, gr. xij en six prises; onguent napolitain ℥ ß en friction sur les côtés de la tête et du cou.)

La malade a dix selles dans la journée, et dans la nuit le délire et l'agitation reparaissent.

Le 18, même état que la veille; de plus, douleur abdominale plus marquée, langue plus rouge.

(Même prescription, sauf le calomel.)

Le 19, l'agitation qu'elle a eue pendant la nuit persiste, la peau est chaude, le pouls donne quatre-vingts pulsations; la langue est fort rouge, l'abdomen douloureux à la pression, la respiration suspirieuse, plaintive; les vésicatoires suppurent.

(Hydromel, chiendent, huit sangsues sur le ventre, demi-lavement émollient, on continue les frictions avec ℥ j d'onguent.)

Pas de changement dans la journée, exacerbation pendant la nuit.

Le 20, même état; pas d'évacuation. L'enfant nous montre sa langue, qui est rose et humide; mais elle laisse retomber sa tête et paraît très-abattue.

(Séton à la nuque.)

Le soir, collapsus presque complet, qui persiste la nuit.

Le 21, la déglutition devient difficile; les yeux sont fortement dirigés à gauche, les pupilles insensibles et dilatées ; le pouls donne quatre-vingt-dix pulsations.

(Hydromel, sinapismes aux jambes, frictions.)

Le 22, mouvemens convulsifs lorsqu'on veut changer sa position ; le tronc paraît incliné à droite ; persistance des autres symptômes, pas d'évacuation.

(Bain de vapeur de sureau vinaigré, lavement purgatif.)

Le bain donné fort chaud n'amène pas de sueur et ne produit aucun changement.

Le 23, le pouls très-fréquent (130) ; respiration stertoreuse ; on essaye de faire boire la malade, ce qui amène quelques mouvemens convulsifs des bras. Ils se répètent dans la journée, mais durent très-peu. Le soir, elle fait signe qu'elle désire boire, et avale avec beaucoup de peine deux cuillerées de tisane quelques instans avant sa mort, qui a lieu à onze heures.

Examen du cadavre fait cinquante huit heures après la mort. Cadavre bien conformé, sans embonpoint. Quelques traces de putréfaction commençante vers l'abdomen.

Appareil sensitif interne. Sinus longitudinal de la dure-mère vide, arachnoïde sèche, circonvolutions légèrement déprimées, tissu sous-arachnoïdien injecté vers la partie postérieure des deux hémisphères ; ce qui paraît dépendre de la position du cadavre, car dans cet endroit les membranes sont transparentes et non épaissies. La substance corticale et la blanche sont un peu piquetées de rouge, mais conservent leur consistance naturelle. Une once de sérosité limpide se rencontre dans les ventricules latéraux. Aucun point de leurs parois, non plus que des parties moyennes, ne paraît ramolli.

Le cerveau enlevé avec précaution, on reconnaît une infiltration gélatineuse du tissu sous-arachnoïdien situé autour de l'entrecroisement des nerfs optiques, devenant jaune et *puriforme* vers la scissure de Sylvius gauche et le grand soramen de Bichat, vers la scissure droite. Le tissu sous-arachnoïdien est seulement injecté, ainsi que vers les latérales, autour du mésocéphale. Celui-ci, le cervelet et la moelle épinière sont parfaitement sains.

Appareil respiratoire. Quelques ganglions bronchiques volumineux, présentant à leur centre de la matière tuberculeuse; poumons parfaitement sains.

Appareil digestif. Malgré la putréfaction commençante, il est facile de reconnaître que la muqueuse digestive n'est point ulcérée, ramollie, ou pointillée de rouge, à l'exception de quelques plaques de Brunner, tuméfiées et rougeâtres vers la valvule iléo-cœcale, elle est dans l'état normal ainsi que les autres organes abdominaux.

RÉFLEXIONS. Cette observation nous offre tous les symptômes de l'hydrocéphale aiguë des auteurs, et cependant, à l'examen du cadavre, on ne trouve aucun épanchement notable, car une demi-once de sérosité dans chaque ventricule ne peut être regardée comme une lésion. Il a fallu aller plus loin, et c'est à la base de l'encéphale que l'infiltration purulente du tissu sous-arachnoïdien est venue confirmer le diagnostic porté. Nous verrons par la suite que si la marche de l'affection paraît un peu différente, cela dépend entièrement de l'état où se trouve l'individu chez lequel elle débute, sans que l'on doive pour cela en faire une maladie particulière.

Quant au traitement antiphlogistique direct, s'il n'a pas été poussé plus loin, c'est que la faiblesse et la maigreur de la malade paraissaient le contre-indiquer; on a préféré l'emploi des dérivatifs, sur la muqueuse intestinale et sur les glandes salivaires ; mais il est arrivé dans ce cas-ci ce qui se voit très-fréquemment ; c'est que l'irritation intestinale produite, loin de diminuer l'affection première, n'a fait que l'aggraver ; et en second lieu, que la salivation n'a pas pu être obtenue, malgré trois frictions d'une demi-once d'onguent mercuriel double, ce qui est beaucoup, si l'on fait attention à l'âge du sujet. Mais nous aurons l'occasion de revenir là-dessus, en parlant des diverses méthodes dérivatives, si prônées par quelques praticiens anglais.

IIIe. Observation.

Huit ans, bonne constitution ; valétudinaire depuis trois semaines ; céphalalgie, vomissemens bilieux, constipation, anxiété, abattement, respiration suspirieuse, délire, somnolence, affaiblissement gradué ; mort le quinzième jour. — *Méningite de la base, gastro-entérite légère.*

Marie-Louise Vitelle, âgée de huit ans, d'un tempérament lymphatico-sanguin, bien conformée et paraissant d'une bonne constitution, fut amenée à l'hôpital le 2 avril 1824. Sa mère nous dit qu'elle était indisposée depuis trois semaines, et s'était plaint depuis peu de jours de douleur de tête ; que dès-lors elle avait eu des vomissemens, de la fièvre et n'avait pas été à la garde-robe. Voici l'état dans lequel elle se trouvait lors de son entrée.

Face colorée, peau chaude et sèche, pouls fréquent (120), assez développé; langue gonflée et rouge, blanche à sa base; abattement, céphalalgie frontale. Je crus pouvoir attendre : un pédiluve sinapisé lui fut donné; mais dans la nuit, la malade ne dormit point. La céphalalgie augmenta, et les vomissemens bilieux se renouvelèrent.

Le 3, à la visite, mêmes symptômes que la veille. De plus, douleur très-marquée dans la région rénale droite, que l'enfant attribue à un coup de pied reçu peu de jours avant. La toux persistant, on examine la poitrine, qui est moins sonore à droite; cependant la respiration s'y entend bien sans râle. (Hydromel, julep gommé, douze sangsues à l'anus, cataplasme émollient sur l'abdomen, lavement émollient, diète.)

Le sang coula abondamment, la céphalalgie diminua; aucun autre changement ne se manifesta dans la journée; la nuit fut plus calme que la précédente; on n'obtint pas de selle.

Le 4, mêmes symptômes généraux. La malade accuse une douleur dans la région épigastrique, le côté droit; les urines sont jaunes et nuageuses, sans pus ni mucus. (Même prescription, sauf les sangsues.)

Le soir, exacerbation, céphalalgie plus vive.

Le 5, abattement, facies souffrant; respiration irrégulière, de temps en temps suspirieuse; assise sur son lit, l'enfant se plaint d'avoir des étourdissemens; elle se laisse retomber volontiers, se cache sous ses couvertures et accuse la douleur de tête de l'empêcher de dormir: point de râle dans toute l'étendue de la poitrine.

(Hydromel, julep gommé, huit sangsues derrière les oreilles. Sinapismes mitigés sur les coudepieds.)

Le sang coule peu abondamment. Le soir, même état; la nuit, insomnie.

Le 6, réponses lentes, un peu de stupeur; peau chaude, pouls (120) régulier; langue rose et gonflée, ventre insensible; point de selle, urines fortement sédimenteuses. (Douze sangsues derrière les oreilles, glace pilée sur la tête dès que la face se colorera, sinapismes aux jambes.)

A cinq heures le sang coulait encore; on fit une première application de glace, et les sinapismes furent placés; la malade me dit souffrir moins de la tête. Une seconde application fut faite à sept heures; l'enfant parut calmée; mais dans la nuit, agitation, céphalalgie, cris; point de selle.

Le 7, la somnolence augmente, face légèrement bouffie; d'ailleurs mêmes symptômes.

(Hydromel, douze sangsues derrière les apophyses mastoïdes, application de glace pilée sur la tête, sinapismes mitigés, deux lavemens miellés.)

A trois heures le sang coulait encore, l'enfant n'accusait aucune douleur; la glace fut appliquée ainsi que les sinapismes, et le calme persista jusqu'à sept heures; alors les criailleries recommencèrent: une seconde application fut faite, et l'enfant de nouveau calmée; mais à une heure du matin les mêmes accidens reparurent, et l'emploi des mêmes moyens procura fort peu de soulagement; l'enfant continua à s'agiter, à se découvrir, puis, vers le matin, parut s'assoupir.

Le 8, à la visite, somnolence, réponses lentes; l'enfant se plaint encore de la tête et d'une douleur abdominale vague; d'ailleurs mêmes symptômes. On tente alors l'emploi de l'émétique. Quatre grains, dissous dans douze onces de tilleul orangé, sont prescrits pour être donnés d'heure en heure par cuillerée à bouche.

Des vomissemens s'étant manifestés après la quatrième dose, on discontinue la potion, qui était d'ailleurs avalée avec beaucoup de peine.

La nuit, nouvelle exacerbation; vers le matin l'enfant s'assoupit.

Le 9, collapsus, pas de réponse; bouche entr'ouverte, langue humide et rose, plaintes lorsqu'on palpe le ventre ou même la tête; peau chaude, pouls (120).

(Hydromel, saignée de pied ℥ IV, deux vésicatoires aux jambes.)

Cet état persiste jusqu'à quatre heures. Alors l'enfant peut me répondre : elle me montre sa langue et me donne la main; elle avale sans peine et se plaint toujours de la tête et du ventre.

Cataplasme émollient sur l'abdomen.

Dans la nuit, délire loquace; elle veut enlever ses vésicatoires; on est obligé d'employer la camisole.

Le 10, elle répète sans cesse qu'elle a froid, se plaint de ses jambes; la peau est chaude, le pouls fréquent, la constipation persiste.

(Hydromel, lavement émollient, cataplasme sur l'abdomen.)

Le soir, moins d'agitation, abdomen mou et insensible à la pression, nuit calme.

Le 11, somnolence, mâchonnemens, respiration plus irrégulière, pouls toujours fréquent; l'enfant ne répond point, ne s'aperçoit pas de ce qui l'entoure. (Sinapismes aux pieds.)

A midi, collapsus complet.

A deux heures, mouvemens convulsifs dans les bras, les muscles de la face et des yeux, qui durèrent peu.

Le 12, même état ; de plus, soubresauts des tendons, contractions brusques des muscles de l'avant-bras, pupilles insensibles peu dilatées, trismus, peau chaude, pouls (130), petit; respiration accélérée.

Mort à onze heures, dix jours après son entrée, et le quinzième de la maladie.

Examen du cadavre vingt-quatre heures après la mort.

Embonpoint ordinaire, bonne conformation.

Appareil sensitif interne. Dure-mère tendue, appliquée immédiatement sur le cerveau; circonvolutions déprimées; arachnoïde tout-à-fait sèche; les membranes se détachent difficilement et entraînent çà et là quelques petites portions de substance corticale; cerveau ferme, peu coloré, une cuillerée de sérosité dans les ventricules, le droit se prolonge beaucoup plus en arrière, plexus choroïdes pâles; un peu de ramollissement vers les piliers postérieurs de la voûte, dans une très-petite étendue; le cerveau enlevé avec précaution, on reconnaît une infiltration gélatiniforme et jaunâtre du tissu sous-arachnoïdien avoisinant l'entrecroisement des nerfs optiques, les tubercules mamillaires, et la partie antérieure de la protubérance.

En outre, on trouve ce même tissu assez fortement injecté en dehors du nerf olfactif gauche, et dans le même point la substance corticale est pointillée de rouge et paraît ramollie.

Tout le reste de l'encéphale est parfaitement sain.

Appareil respiratoire. Quelques ganglions bronchiques, gonflés et tuberculeux dans leur centre; granulations miliaires disséminées dans les deux poumons, partout crépitans.

Appareil circulatoire. Sain.

Appareil digestif. Œsophage sain, muqueuse gastrique jaunâtre, sans ramollissement du corps muqueux, présentant plusieurs stries de pointillé rouge, très-marqué vers la grande courbure et le pylore; muqueuse duodénale injectée, ainsi que l'intestin jéjunum dans sa partie supérieure : pâle dans le reste de son étendue, la muqueuse de l'intestin grêle présente vers la valvule quelques plaques de Brunner boursouflées et rougeâtres.

Le gros intestin contient peu de matières fécales assez dures; sa muqueuse est injectée en divers points; ganglions mésentériques sains, foie assez gorgé de sang.

Appareil urinaire. Reins gorgés de sang, uretères et vessie dans l'état normal.

RÉFLEXIONS. Cette observation a beaucoup de

rapport avec celle qui la précède: chez les deux sujets le début a été lent, la maladie entravée dans sa marche par le traitement, mais récidivant peu après avec une nouvelle force, et de plus en plus difficile à combattre. On ne peut s'empêcher de reconnaître une irritation gastro-intestinale, compliquée de méningite, qui fut évidemment augmentée par l'emploi de l'émétique. C'est un de ces cas où deux maladies coexistant et s'influençant réciproquement, on se voit forcé de les combattre simultanément et de diviser les moyens d'attaque; d'ailleurs on n'a pas trouvé plus d'épanchement que dans la IIe Observation, et cependant tous ces symptômes devaient, selon les auteurs, être rapportés à l'hydropisie ventriculaire. Il est à remarquer aussi que l'exacerbation et le retour des accidens avaient toujours lieu dans la soirée ou dans la nuit, et que pendant le jour le malade paraissait mieux. Nous verrons, par d'autres exemples, que cette circonstance se présente fréquemment, et peut même être de quelque utilité pour le diagnostic.

IVe. Observation.

Cinq ans, céphalalgie intense, vomissemens bilieux, constipation, respiration irrégulière, cris; symptômes d'irritation gastro-intestinale; soulagement momentané suite de la saignée; collapsus, opisthotonos léger, trismus, convulsions; mort le douzième jour. — *Méningite de la base, gastrite, cystite.*

Adèle ***, âgée de cinq ans, fut apportée à l'hôpital le 19 juillet 1824; elle avait été prise huit jours auparavant de vomissemens bilieux et de douleurs de tête assez fortes pour lui arracher par instans les hauts cris. Vingt sangsues avaient été placées en trois fois sur la région épigastrique, et depuis trois jours elle était tombée dans un assoupissement assez profond et n'avait point eu d'évacuations alvines.

Pendant la nuit qui suivit son entrée, on chercha en vain à lui faire avaler quelques cuillerées de tisane; chaque tentative lui arrachait des cris perçans.

Le 20, à la visite, nous la trouvâmes dans l'état suivant : décubitus sur le dos, demi-collapsus, face colorée, peau chaude et sèche, pouls assez développé, fréquent (120). Respiration irrégulière, de temps en temps suspirieuse; assise sur son lit, l'enfant ne peut point avaler et paraît très-excitable; sa tête est renversée en arrière, la langue est fort sèche, rouge, noirâtre; criailleries dès qu'on palpe l'abdomen. — *Diagnostic :* Gastro-entérite, méningite de la base, seconde période.

(Saignée de la jugulaire ℥ vj, hydromel, cataplasme sur l'abdomen.)

La saignée calme l'enfant, qui peut alors répondre par oui et non; la face est moins colorée, le pouls moins fréquent, elle peut se tenir assise et avaler quelques cuillerées de sa tisane; la sensibilité abdominale est toujours très-vive.

A midi, on applique dix sangsues sur l'abdomen, et après leur chute un large cataplasme émollient.

A quatre heures, le sang coule encore; le regard est plus naturel, l'enfant a beaucoup moins crié, la langue est moins sèche, le ventre peu sensible; la nuit se passe sans agitation; le matin une évacuation.

Le 21, assoupissement, pupilles dilatées, oscillant irrégulièrement; globes oculaires de temps en temps dirigés en haut, pouls (110), peu développé; peau naturelle; langue gonflée, humide.

(Dix sangsues derrière les oreilles; émulsion ℥ viij; cataplasme sur l'abdomen.)

Le soir, mouvemens convulsifs légers dans les muscles de la face et des membres supérieurs;

dans la nuit ils augmentent chaque fois que l'on cherche à faire boire l'enfant.

Le 22, collapsus, renversement de la tête en arrière, roideur tétanique, peau naturelle, pouls petit, irrégulier (116); respiration très-irrégulière, presque entièrement abdominale; oscillation des pupilles, qui sont dilatées, surtout la droite.

(Vésicatoires aux jambes, sinapismes aux pieds.)

Cet état persiste; les mouvemens convulsifs reparaissent dans la soirée et se renouvellent dans la nuit. La respiration s'embarrasse de plus en plus, et la malade meurt à trois heures du matin, trois jours après son entrée, et le douzième de la maladie.

Examen du cadavre vingt-six heures après la mort.—Bonne conformation, embonpoint médiocre.

Appareil sensitif interne. Arachnoïde cérébrale sèche; un peu de sérosité infiltrée dans le tissu sous-arachnoïdien. On observe le long des vaisseaux principaux des membranes qui recouvrent les hémisphères, de petites plaques lenticulaires formées par du pus concret. Ces plaques sont plus nombreuses à gauche, et situées dans le tissu sous-arachnoïdien. La partie supérieure des hémisphères est saine; les ventricules ne contiennent que quelques gouttes de sérosité limpide; on n'observe aucune trace de ramollissement des parties moyennes ou des parois ventriculaires.

A la base du cerveau se remarque une infiltration gélatiniforme au pourtour de l'entrecroisement des nerfs optiques et des tubercules mamillaires, ainsi qu'une forte injection des membranes le long de la scissure de Sylvius gauche. Très-épaissies dans ce point, elles entraînent avec elles quelques portions de substance corticale; à droite, elles sont saines; mais à la partie postérieure de l'hémisphère gauche, les membranes adhèrent à la tente du cervelet et à la substance cérébrale: dans ce point on rencontre deux petits corps jaunâtres, pisiformes, autour desquels la substance corticale paraît un peu ramollie; ces petits corps, placés dans le tissu sous-arachnoïdien, sont ramollis à leur centre. Le cervelet, le mésocéphale et le prolongement rachidien sont dans l'état normal.

Appareil respiratoire. Muqueuse bronchique injectée; ganglions bronchiques développés et fort rouges; adhérences anciennes des plèvres droites, poumons crépitans parsemés de petites granulations miliaires très-distinctes, surtout dans le droit.

Appareil digestif. Œsophage sain, estomac distendu par des gaz et quelques mucosités; sa muqueuse est striée de bandes blanchâtres, sur lesquelles le corps muqueux n'existe plus; celui-ci est ramolli dans toute la partie gauche de ce viscère, et s'enlève avec la plus grande facilité; les vaisseaux qui rampent entre les tuniques sont injectés, et çà et là la muqueuse offre du pointillé rouge.

Duodénum et intestins grêles dans l'état normal. Muqueuse de la valvule et du cœcum très-injectée, cryptes développés; le colon présente çà et là de l'injection.

Ganglions mésentériques rougeâtres; on en trouve un ou deux tuberculeux vers le colon descendant; foie sain, sa vésicule contient deux onces de bile verdâtre.

Appareil urinaire. Reins et uretères sains; deux plaques jaunâtres, environnées d'un cercle d'un rouge très-vif, existent vers le bas-fond de la vessie, elles paraissent être formées par du pus infiltré dans le corps muqueux.

Autres organes sains.

Réflexions. Il a été impossible de reconnaître le point de départ de l'irritation, la malade n'ayant pas été observée dans le principe par des personnes capables de saisir les nuances; ce qu'il y a de certain, c'est qu'à son arrivée à l'hôpital, la méningite et la gastro-entérite existaient et que la saignée de la jugulaire, les sangsues appliquées sur l'abdomen produisirent un amendement marqué, de peu de durée, il est vrai, mais qui peut cependant donner une idée juste de l'effet que l'on doit en attendre dans des cas moins graves. Quant à la cystite, aucun symptôme ne l'avait indiquée.

Ve. Observation.

Six ans, forte constitution; céphalalgie, convulsions générales, irritabilité très-grande, assoupissement, trismus, nouvelles convulsions; mort le sixième jour. —*Méningite intense générale, encéphalite des parties moyennes, gastrite légère.*

Louise Soulié, âgée de six ans, forte et vigoureuse, et d'un embonpoint marqué, se plaignit plusieurs fois de la tête, dans la journée du 2 mai 1824. Ses parens y apportèrent peu d'attention, l'ayant toujours vue bien portante. Le lendemain, l'enfant se promena selon sa coutume, mais parut moins disposée à jouer; la nuit, elle eut de la fièvre, et vers le matin elle fut prise subitement de convulsions très-fortes dans la face et les membres, qui furent suivies d'un état comateux, dont on n'avait pu la tirer lorsqu'on nous l'amena à l'hôpital des Enfans. Trois sangsues avaient été appliquées derrière les oreilles, et des cataplasmes chauds placés sur les extrémités inférieures. Voici l'état dans lequel je la trouvai, le 6, à midi, quatrième jour de la maladie : demi collapsus, face fort colorée, peau chaude, pouls régulier, assez développé, donnant cent dix pulsations; pupilles contractées, se dilatant et oscillant irrégulièrement lorsqu'on l'excite; globes oculaires dirigés en haut et à droite, trismus; roideur légère de l'avant-bras gauche, tandis que le droit paraît plutôt dans un état de résolution. En pinçant la peau de l'un et de l'autre côté on excite des plaintes et des mouvemens des membres.

Pensant avoir affaire à une méningite de la base, je fis poser huit sangsues derrière les oreilles; après leur chute, et lorsqu'une assez grande quantité de sang se fut écoulée, une vessie pleine de glace pilée fut placée sur le front, et des sinapismes appliqués aux mollets.

Calme pendant la nuit.

Le 7, à la visite, grande irritabilité, peau chaude, pouls peu développé, donnant cent vingt-huit pulsations; l'enfant crie au moindre contact, ou lorsqu'on meut la tête, qui est fortement renversée en arrière; les membres thoraciques, surtout le gauche, sont agités de mouvemens convulsifs ; les lèvres sont sèches, recouvertes de croûtes, la langue gonflée et blanchâtre, pas d'évacuation alvine, urines faciles. (Saignée du bras ℥ iv, cataplasmes sinapisés aux jambes, hydromel, julep gommé, avec calomel préparé à la vapeur, gr. viij.)

On ne put tirer que deux onces de sang. Dans la journée les accidens augmentèrent.

Le soir, peau brûlante, face très-colorée, pouls développé et fréquent, membre thoracique gauche agité de secousses convulsives rapides et courtes. Je tire deux poëlettes d'un sang riche et couenneux; l'agitation ayant diminué, je fis à plusieurs reprises des aspersions froides sur la tête, qui paraissent calmer l'enfant et rendre le regard plus naturel. Je le laissai dans cet état en recommandant d'entretenir constamment des compresses imbibées d'oxycrat froid sur le front, la peau du corps continuant à être fort chaude.

A onze heures même état.

A deux heures du matin, convulsions générales très-fortes, peu après l'enfant expire.

Examen du cadavre cinquante-six heures après la mort.

Belle conformation, embonpoint très-marqué; la seconde dentition commençait à s'effectuer.

Appareil sensitif interne. Dure-mère tendue, appliquée immédiatement sur les hémisphères; infiltration purulente du tissu sous-arachnoïdien qui les recouvre; elle pénètre jusqu'au fond des anfractuosités. Là où il n'y a pas de pus, l'injection est des plus marquées; on détache avec la plus grande facilité les membranes épaissies et solides, dans quelques points elles ont près de deux lignes d'épaisseur. Cet épaississement est surtout remarquable vers la face interne des deux hémisphères; çà et là la substance corticale paraît ramollie superficiellement, partout la substance blanche est piquetée de sang; on trouve dans chaque ventricule une petite quantité de sérosité trouble; les plexus choroïdes sont infiltrés de pus à l'endroit où ils pénètrent dans ces cavités.

La voûte et la cloison sont ramollies, sans changement de couleur; le reste de l'encéphale est sain, si ce n'est vers la scissure de Sylvius droite, où la substance corticale est ramollie et rougeâtre; là aussi l'infiltration purulente des membranes est très-prononcée, ainsi que la face inférieure du lobe droit du cervelet. Elle existe d'ailleurs dans presque toute l'étendue de la base du cerveau, et vers le hiatus de Bichat.

Appareil respiratoire. Tout s'y trouve dans l'état normal.

Appareil digestif. Œsophage sain, muqueuse gastrique rosée, le corps muqueux paraît s'enlever avec facilité dans quelques points; les intestins grêles contiennent des matières bilieuses, leur muqueuse est saine excepté vers la valvule iléo-cœcale, où elle est grise, et paraît ramollie à sa surface; dans le cœcum on trouve six lombrics, la muqueuse y est un peu injectée, celle du colon est pâle.

Autres organes sains.

Réflexions. Cette observation se rapproche beaucoup de celle du n° 1. Même force chez les deux sujets, même début sans cause appréciable. Chez tous deux la maladie marche avec une rapidité effrayante, s'étend de la base à toutes les autres parties, pénètre dans les ventricules, et se complique d'encéphalite des parties moyennes. Nous verrons par les observations suivantes, qu'une sensibilité vive des tégumens du tronc paraît être le seul signe particulier à cette dernière affection. Quant à l'irritation gastrique, elle n'a été que peu marquée, et bien évidemment consécutive, à moins qu'on ne veuille considérer la céphalalgie vive et les convulsions comme des symptômes annonçant son début. On conçoit aisément que les trois sangsues appliquées ne purent agir suffisamment sur une enfant aussi forte, aussi je n'hésitai pas à en réappliquer huit au moment même de son entrée. J'aurais peut-être mieux fait, vu la coloration vive de la face, la chaleur de la peau et le développement du pouls, en débutant par une saignée du pied ou de la jugulaire; les sangsues auraient agi plus tard, ainsi que les réfrigerans et les dérivatifs, avec bien plus d'avantage.

VI°. Observation.

Deux ans et demi; conjonctive avec écoulement purulent assez abondant; disparition de ce symptôme, inquiétude générale, irascibilité, convulsions et contractures dans les membres droits; intermittence, seconde attaque qui dure douze heures; affaiblissement gradué; mort le sixième jour. — *Méningite, encéphalite de l'hémisphère gauche.*

Julie Millet, âgée de deux ans et demi, fut apportée à l'hôpital des Enfans, le 15 janvier 1824, pour y être traitée d'une conjonctive palpébrale existant depuis un mois environ. Ses paupières étaient tuméfiées, rapprochées, de la suppuration suintait entre elles, et avait produit, en coulant sur les joues, de petits boutons rouges, environnés d'un cercle érysipélateux. Il y avait peu de fièvre, la langue était humide et rose, le ventre indolent; les fonctions digestives s'exécutaient bien : une application de six sangsues derrière les oreilles, des lotions émollientes et un régime doux diminuèrent beaucoup l'inflammation des conjonctives; les jours suivans on fit frotter la partie postérieure des oreilles avec de la pommade épispastique, et le 28 janvier, les yeux nous parurent assez bien; toutefois il ne fut point facile de s'en assurer, l'enfant étant fort criarde et très-impérieuse depuis quelques jours; dans la journée elle parut triste, ne voulut point se lever comme à son ordinaire, et ne prit pas de nourriture.

Le 29, abattement, face pâle, nulle trace de suppuration à la partie postérieure des oreilles, aucun écoulement des paupières, un peu de fréquence dans le pouls. (Vésicatoire au bras, oxymel, pédiluve, collyre adoucissant, diète.)

Dans l'après-midi, je fus appelé auprès d'elle et je la trouvai dans l'état suivant.

Tête renversée en arrière, mâchoires fortement serrées, membre thoracique droit agité de mouvemens convulsifs brusques, par secousses; insensibilité, perte de connaissance; pouls misérable, grande pâleur. (Sinapismes aux jambes.)

A quatre heures, la face était colorée, le pouls plus développé, la peau plus chaude, l'enfant paraissait insensible et le bras droit paralysé; deux sangsues furent appliquées derrière chaque oreille, des compresses froides placées sur le front, et les sinapismes renouvelés sur les membres inférieurs; le sang coula abondamment, et lorsqu'on voulut l'arrêter, l'enfant cria beaucoup et témoigna une grande sensibilité; la nuit fut tranquille, les convulsions ne reparurent point, il n'y eut pas d'évacuation.

Le 30, les mouvemens du bras droit ont reparu; l'enfant parle et crie lorsqu'on la remue; elle se plaint de la tête; le pouls est peu développé (120); cet état persiste jusqu'au lendemain sans que l'on ait recours à d'autres moyens actifs.

A trois heures, nouvelle attaque, mouvemens convulsifs dans la mâchoire et le bras droit; trois sangsues appliquées derrière les oreilles, des sinapismes aux pieds et de la glace sur la tête n'empêchent pas cet état de persister pendant douze heures.

Le 1er février, à la visite, tête inclinée à droite; dès qu'on meut l'enfant, elle pousse des cris perçans; mâchonnemens, agitation continuelle des globes oculaires, pouls misérable, donnant cent vingt pulsations ; vésicatoire à la nuque.

Le soir, même état ; les extrémités inférieures me paraissent tout-à-fait insensibles ; je pince la peau sans exciter de plainte, tandis que le moindre mouvement imprimé au tronc ou à la tête provoque des cris aigus.

Cet état persiste la nuit.

Le 2, affaiblissement gradué, cornées opaques ; mort sans convulsion, à minuit, le sixième jour de la maladie.

EXAMEN DU CADAVRE vingt-quatre heures après la mort.

Pas de roideur cadavérique, embonpoint ordinaire, traces de teigne squammeuse, sur la partie postérieure des tégumens du crâne.

Appareil sensitif interne. Arachnoïde humide, tissu sous-arachnoïdien recouvrant le tiers postérieur de la surface supérieure des hémisphères, infiltré de pus, surtout sur les côtés de la grande scissure..

Dans ce point, les membranes cérébrales sont épaissies, adhérentes à la substance corticale ; elles forment au fond des anfractuosités, des espèces de noyaux très-consistans, et ont dans ces points près de deux lignes d'épaisseur ; à gauche, la substance grise et la blanche sont réduites en une bouillie rougeâtre ; ce ramollissement s'étend jusqu'au corps calleux et à la paroi supérieure du ventricule.

Les membranes sont injectées dans tout le reste de leur étendue, mais non infiltrées de pus; elles paraissent saines vers la base du crâne, où l'on trouve une très-petite quantité de sérosité.

La voûte à trois piliers, le septum lucidum, les couches optiques et les corps striés sont très-consistans et assez fortement injectés; il n'y a pas d'eau dans les ventricules, le reste est sain.

Appareil respiratoire. Poumons complètement hépatisés dans les deux tiers inférieurs de leurs lobes inférieurs, laissant échapper par la pression quelques gouttes de mucus purulent.

Appareil circulatoire. Sain.

Appareil digestif. Muqueuse digestive parfaitement saine dans tous ses points, les intestins grêles contiennent des matières bilieuses, liquides. Foie sain ainsi que les autres viscères de l'abdomen.

Réflexions. Cette observation nous présente plusieurs circonstances assez remarquables et dignes de fixer notre attention; elle nous offre des prodrômes moins tranchés, mais aussi l'enfant est faible : il n'a que deux ans et demi et ne se plaint guère; mais il paraît irascible, et l'on attribue cette irascibilité à son mauvais caractère, tandis qu'elle n'était bien probablement que la suite des souffrances. Peut-être aussi qu'observant depuis peu de temps les enfans, des circonstances, que depuis j'ai appris à reconnaître, m'échappèrent alors, et que je ne rendis à M. Guersent qu'un compte peu exact de ce qui s'était passé Ce ne fut que lors de la dessication des vésicatoires et de la sécheresse des conjonctives, que je pensai avoir affaire à une inflammation des membranes; mais alors il n'était plus temps, ou du moins la maladie avait fait déjà bien des progrès. Il est démontré que dans la majorité des cas de cette espèce, et ils ne sont pas rares, la suppression de la suppuration est souvent un effet et non une cause de la maladie. En un mot, il se passe ici ce qui s'observe lorsque les lochies se suppriment, le péritoine s'enflammant, lorsque la plaie résultant de l'amputation d'un membre vient à se dessécher par suite de l'inflammation de l'un des principaux viscères. Ce point est important en pratique, car si l'on ne distingue pas bien les deux cas, le traitement devra être fautif; on pourra perdre un temps précieux, et chercher à rappeler la suppuration en employant des topiques excitans, tandis qu'on y serait plus sûrement parvenu en détruisant l'inflammation interne.

Enfin nous voyons encore une fois la méningite se déclarer, sans gastro-entérite préalable, chez un enfant prédisposé aux inflammations cérébrales par les divers exanthèmes des tégumens du crâne ou de la face auxquels il avait été sujet, et même la maladie marcher et se compliquer d'encéphalite, sans que l'on ait trouvé à l'autopsie des traces d'irritation gastro-intestinale.

Je pense aussi, d'après la nature des lésions observées dans les membranes du cerveau, d'après l'épaisseur qu'elles avaient acquise et le siége de l'inflammation, que probablement une affection chronique avait précédé, et qu'elle a passé, seulement dans les derniers temps, à l'état aigu. D'ailleurs, la méningite, quoique située vers la partie postérieure des hémisphères et sans épanchement, n'a pas moins donné lieu à la plupart des symptômes de l'hydrocéphale aiguë des auteurs : il est vrai qu'elle s'est compliquée de l'encéphalite de l'hémisphère gauche.

VIIe. Observation.

Onze ans, valétudinaire; catarrhe bronchique, vomissemens, céphalalgie, délire, impossibilité de supporter la lumière, respiration inégale et suspirieuse; *sensibilité vive des tégumens du tronc*, somnolence, persistance de l'intelligence, respiration embarrassée; mort le huitième jour. — *Méningite de la base*, *encéphalite des parties moyennes*, *tubercules pulmonaires*, *entérocolite chronique*.

Geneviève Erpelding, âgée de onze ans, peu forte, très-grande, fort maigre, toussait depuis long-temps, lorsqu'elle fut prise, dans les premiers jours de mai 1824, d'évacuations abondantes par haut et par bas, suivies d'inappétence complète, de soif vive, de constipation, et d'une douleur frontale très-vive : ces accidens engagèrent ses parens à nous l'amener le 5 mai. Voici l'état dans lequel je la trouvai : Abattement, céphalalgie frontale très-vive, peau naturelle, pouls peu développé (120), respiration inégale, irrégulière, regard naturel, pupilles également dilatées, langue blanchâtre, gonflée. Dès que l'on palpe une partie quelconque du tronc, la malade éprouve une vive douleur. (Douze sangsues derrière les oreilles.)

Pendant que le sang coulait, la malade parut de temps en temps délirer. A cinq heures son état était à peu de chose près le même; on appliqua de la glace sur la tête et des sinapismes aux jambes.

A neuf heures, la malade souffrait beaucoup moins, la peau était fraîche; en examinant la poitrine, je trouvai l'expansion pulmonaire peu franche et du râle muqueux dans le côté droit.

(Mauve, sirop gommé.)

Pas de changement pendant la nuit.

Le 6, à la visite, face colorée; peau chaude, brûlante aux pommettes; pouls donnant cent vingt-quatre pulsations; respiration très-inégale (24, 36), suspirieuse; somnolence, paupières rapprochées; réponses justes, mais lentes; la malade paraît craindre la lumière et le contact de l'air, elle se cache sous ses couvertures et accuse une douleur frontale augmentant par instant. *Même sensibilité au toucher*, qui lui fait repousser aussitôt, et presque involontairement, la main qui la palpe; langue blanche et gonflée, pas d'évacuation.

(Saignée de pied ℥ vj; mauve, sirop de gomme, julep gommeux, pédiluve sinapisé, lavement après la saignée, application de glace sur la tête pendant dix minutes, remplacée par de l'eau fraîche.)

La saignée de pied n'ayant donné que fort peu de sang, on ouvrit une veine du bras; aussitôt après la céphalalgie diminua, les réponses furent moins lentes.

A cinq heures, légère exacerbation; seconde application de glace. Dans la nuit, délire léger, une évacuation copieuse.

Le 7, à la visite, mêmes symptômes que la veille; la respiration, toujours très-inégale, s'accélère (40, 50); les pupilles sont très-dilatées, insensibles. (Deux vésicatoires aux jambes, solution de gomme arabique, compresses imbibées d'eau froide sur le front.)

Pas de changement dans la journée; le soir, exacerbation, pouls tumultueux.

A onze heures, je trouve la respiration très-haute, très-fréquente, les lèvres couvertes d'écume; la malade me reconnaît très-bien et accuse toujours une vive douleur frontale; le pouls est presque insensible, les battemens deviennent tumultueux : ces symptômes s'aggravent, la respiration devient râlante, et la malade succombe à deux heures du matin sans avoir eu de convulsions.

Examen du cadavre, cinquante-huit heures après la mort.

Maigreur extrême.

Appareil sensitif interne. Arachnoïde très-sèche, dépression des circonvolutions cérébrales; les membranes s'enlèvent de dessus les hémisphères ; quoiqu'il n'y ait point d'infiltration de sérosité dans le tissu sous-arachnoïdien, celui-ci est fortement injecté ; les deux hémisphères sont parfaitement sains ; chaque ventricule contient une demi-once de sérosité trouble ; la partie inférieure du corps calleux, le septum lucidum et la partie moyenne de la voûte ont la consistance du fromage à la crême, et n'ont rien perdu de leur belle couleur blanche.

Le cerveau enlevé avec précaution, on aperçoit une infiltration gélatineuse, jaune, verdâtre, du tissu sous-arachnoïdien situé dans toute la partie moyenne de la base du cerveau. Depuis la commissure antérieure jusqu'à la partie supérieure du mésocéphale, cette infiltration se prolonge le long des scissures de Sylvius ; là, les membranes épaissies et opalines s'enlèvent avec facilité, et sans que la substance corticale soit le moins du monde entamée. L'infiltration purulente est très-marquée vers le hiatus de Bichat.

Appareil respiratoire. Muqueuse pulmonaire injectée vers les bronches, tapissée de mucosités, anciennes adhérences au sommet des deux poumons qui présentent dans toute leur étendue des granulations miliaires ; le poumon droit est de plus fortement engoué de sang et de sérosité, et peu crépitant en divers points,

Appareil circulatoire. Sain.

Appareil digestif. Sain dans toute son étendue, à l'exception de la partie inférieure des intestins grêles, qui présente une injection vive des capillaires et quelques plaques de Brunner fort rouges et épaissies, ainsi que la valvule iléo-cœcale.

Annexes sains, ainsi que les autres viscères abdominaux.

Réflexions. De même que chez d'autres sujets débilités par des affections chroniques des poumons et des intestins, le début a été lent ainsi que la marche de la maladie; cependant tous les symptômes ont été assez tranchés pour que l'on ne pût méconnaître la seconde période de la méningite, lorsque la malade fut amenée à l'hôpital. Mieux que chez toute autre nous avons pu constater cette augmentation de sensibilité des tégumens, que je crois dépendante de l'inflammation des parties moyennes, le libre exercice des facultés intellectuelles ayant persisté jusqu'au dernier moment, et la malade ayant pu rendre parfaitement compte de ce qu'elle éprouvait. On n'a pas pu insister sur les antiphlogistiques, malgré l'amendement qu'ils avaient paru produire, à cause de la grande maigreur de cette jeune fille. Les dérivatifs sur la peau paraissaient mieux indiqués; mais ils n'ont pas eu le temps d'agir, et l'on craignait d'en porter sur le canal digestif, malade depuis long-temps.

En effet, à l'examen du cadavre, on a trouvé non seulement la méningite de la base sans épanchement et un ramollissement des parties moyennes ; mais en outre, des lésions des organes digestifs et respiratoires, lésions dépendantes d'affections en partie anciennes, à en juger par les tubercules miliaires, les adhérences celluleuses, le développement considérable des plaques folliculeuses. C'est à l'inflammation aiguë du gros intestin que peut être rapportée la diarrhée observée dès le début, et sans elle il y aurait eu constipation comme dans toutes les méningites simples. Nous reviendrons plus tard sur la valeur à accorder à ce symptôme, et sur les circonstances particulières qui ont dû la faire méconnaître par bien des auteurs.

VIIIe. Observation.

Onze ans, bonne constitution; fièvre, anxiété, vomissemens, céphalalgie, et *sensibilité vive des tégumens du tronc,* abattement, respiration irrégulière, délire, prostration, tête renversée en arrière, collapsus; mort le huitième jour. — *Méningite légère, encéphalite des parties moyennes.*

Suzanne Drouet, âgée de onze ans, d'un tempérament lymphatico-sanguin, habituellement bien portante, fut amenée à l'hôpital le 18 mars 1824. Depuis quatre ou cinq jours, nous dit-on, elle avait paru indisposée, s'était plaint un peu de la gorge; la nuit, insomnie, épistaxis assez abondante.

Le 19, à la visite, nous la trouvâmes dans l'état suivant : facies abattu et souffrant, peau chaude, pouls vibrant, fréquent, régulier (120); respiration assez régulière; sonoréité des deux côtés de la poitrine; langue un peu gonflée, rougeâtre sur ses bords et recouverte à sa base d'un enduit blanchâtre; l'abdomen paraît très-douloureux à la pression dans toute son étendue; l'enfant a eu peu avant la visite un vomissement bilieux. On ne caractérise point la maladie. (Oxymel, pédiluve, diète absolue.)

Le soir, exacerbation, vomissemens bilieux qui se répètent pendant la nuit; vers le matin, épistaxis. (Une demi-once de sang riche.)

Le 20, abattement très-marqué; sur la face se peignent la douleur et l'angoisse; la malade accuse une douleur vive au front; le ventre, quoique souple, est partout fort sensible; la peau est chaude, le pouls fréquent, la langue un peu gonflée; il n'y a pas eu d'évacuation depuis l'entrée.

On diagnostique une méningite de la base. (Saignée du bras ℥ xij, oxymel.)

Le sang tiré est fort riche et sans couenne.

Le soir, tous les symptômes persistant, la sensibilité épigastrique étant des plus vives, j'y fis appliquer quinze sangsues : le sang coula abondamment sans amener de changement ; pendant la nuit la malade poussa de temps en temps des cris et ne put reposer.

Le 21, les vomissemens bilieux reparaissent, tous les autres symptômes persistent et augmentent ; l'enfant se plaint toujours de la tête, sans préciser le siége de la douleur ; l'anxiété est extrême, la respiration suspirieuse, les yeux sont tournés légèrement en haut.

(Six sangsues derrière chaque oreille, glace sur la tête après leur chute, lavement miellé.)

A quatre heures, le sang coule encore ; abattement, réponses lentes, pupilles dilatées, globes oculaires dirigés en haut, soif vive, sensibilité abdominale.

(Seconde application de glace, sinapismes aux pieds.)

Nuit assez calme.

Le 22, même état, la langue est naturelle ; on donne une affusion générale à vingt-six degrés Réaumur, qui dure trois minutes ; peu après l'avoir prise, le pouls, qui d'abord était devenu plus fréquent, se ralentit.

A onze heures, une heure et demie après l'affusion, peau naturelle, pouls, (108); l'enfant vient de vomir du chocolat, que lui avait remis en cachette son père venu dans la matinée.

A cinq heures du soir, même état que le matin.

Seconde affusion à vingt-deux degrés pendant trois minutes, qui produisit de même une accélération dans le pouls, suivie bientôt de calme.

Dans la nuit, délire, agitation, plaintes continuelles.

Le 23, collapsus, yeux fixes, peau chaude et sèche, pouls assez développé (112); point d'évacuation.

(Oxymel, seize sangsues derrière les oreilles, affusion à quinze degrés.)

On la prolonge pendant trois minutes, sans amener de changement notable, si ce n'est l'accélération du pouls. Une heure après il retombe à quatre-vingt-dix; la peau est naturelle.

A quatre heures, la malade peut avaler et paraît s'apercevoir de ce qui l'environne; j'applique un large vésicatoire sur le vertex.

Le soir, la tête est renversée en arrière; la malade témoigne beaucoup d'impatience lorsqu'on la touche.

Le 24, au matin, respiration râlante, pouls tumultueux; mort à midi, sans convulsions, huitième jour de la maladie.

Examen du cadavre, fait quarante-huit heures après la mort.

Embonpoint ordinaire, bonne conformation.

Appareil sensitif interne. Arachnoïdes cérébrale et rachidienne entièrement sèches; il ne s'écoule pas une goutte de sérosité; vaisseaux des méninges gorgés de sang, surtout entre les circonvolutions, qui sont un peu aplaties. Nulle infiltration dans le tissu sous-arachnoïdien, les deux hémisphères sont fermes, un peu injectés. Les ventricules ne contiennent que quelques gouttes de sérosité; mais le corps calleux, la voûte et le septum sont entièrement ramollis, surtout en arrière. Ce défaut de consistance contraste avec la fermeté des parties environnantes; il existe d'ailleurs sans changement de couleur. Le cervelet, le mésocéphale et le prolongement rachidien sont parfaitement sains.

Appareil respiratoire. Tout y est dans l'état normal, si ce n'est le lobe inférieur du poumon droit, qui se trouve fortement engoué de sang et de sérosité.

Appareil circulatoire. Sain.

Appareil digestif. Œsophage sain, muqueuse gastrique blanche, conservant son velouté et sa consistance naturelles; les intestins grêles contiennent des matières liquides jaunâtres; quelques valvules sont légèrement injectées, et vers la valvule iléo-cœcale, on trouve quelques plaques de Brunner légèrement gonflées ; mais partout la muqueuse est pâle, mince dans le gros intestin qui contient des matières solides.

On voit dans le mésentère deux ou trois ganglions un peu volumineux et rouges.

Annexes. Sains ; la vésicule biliaire contient un peu de bile d'un vert foncé.

Appareil génito-urinaire. Dans l'état normal.

Réflexions. Nous voyons ici que la maladie principale a été l'encéphalite des parties moyennes ; néanmoins la sécheresse complète de l'arachnoïde, l'injection forte des capillaires des membranes, indiquent, ce me semble, une méningite au premier degré, une méningite qui a pu être arrêtée dans sa marche par le traitement actif mis en usage ; car il est bien probable que si l'on n'eût rien fait, l'infiltration purulente du tissu sous-arachnoïdien eût eu lieu. Quant aux circonstances qui ont pu favoriser l'encéphalite, elles nous échappent entièrement ; toutefois le fait existe, et porte à croire que l'inflammation des parties moyennes est très-grave et difficilement combattue avec avantage ; en outre, qu'elle peut donner lieu à des symptômes généraux tout-à-fait analogues à ceux de la méningite de la base. Lorsque la malade fut soumise à mon observation, je ne soupçonnais pas encore la valeur du signe que j'ai apprécié depuis, *la sensibilité vive des tégumens du tronc.* Aussi les détails manquent-ils. C'est ce qui me fit croire un instant à une gastrite aiguë, malgré l'état parfaitement naturel de la langue, et employer les sangsues à l'épigastre; mais la marche des symptômes cérébraux me tira bientôt de mon erreur. Quant à l'épanchement ventriculaire, il n'en est pas plus question ici que dans les observations précédentes.

IXe. Observation.

Sept ans; vomissemens bilieux, céphalalgie frontale vive, somnolence, contractions des muscles du côté droit, irrégularité de la respiration, cris; l'intelligence persiste; augmentation de ces symptômes, inutilement combattus par la saignée et l'émétique; symptômes d'irritation abdominale; mort le neuvième jour. — *Méningite de la base, encéphalite du corps strié gauche, tubercules cérébraux; péritonite, gastrite légère.*

Lucile Cossenne, âgée de sept ans, d'une très-petite stature, mais bien conformée, ayant les yeux grands et enfoncés, les cheveux et les cils fort longs et noirs, fut amenée à l'hôpital le 29 juin 1824, par sa mère, à laquelle on venait de la renvoyer de la campagne, en lui faisant savoir qu'elle avait eu de la fièvre et des vomissemens depuis quelques jours. Nous n'apprîmes rien de plus sur ce que l'enfant avait pu présenter; elle paraissait tranquille et non souffrante, et M. Guersent, sans rien statuer, me chargea de l'observer.

Dans la journée elle fut prise de vomissemens bilieux, et de douleurs de tête assez fortes pour lui arracher des plaintes et lui faire porter fréquemment les mains sur la partie gauche du front.

A quatre heures, je la trouvai dans l'état suivant.

Peau chaude, face colorée, anxiété; pouls fréquent, assez développé; langue humide sans enduit, sensibilité épigastrique, respiration inégale; interrogée sur ce qu'elle éprouve, l'enfant me dit souffrir de la tête et avoir des envies de vomir. Pensant avoir affaire à une méningite de la base, je pratiquai de suite une saignée de pied de trois poëlettes et demie. Cette quantité de sang ayant été tirée en peu de temps sans amener de syncope, la petite malade dit qu'elle ne souffrait plus; je la laissai peu après assez calme en recommandant d'appliquer des sinapismes aux jambes si l'agitation reparaissait.

Ce mieux dura jusqu'à neuf heures et fut

suivi des mêmes plaintes; l'enfant ne dormit point, seulement de temps en temps elle paraissait à demi assoupie.

Le 30, somnolence; peau naturelle, pouls (88), inégal; respiration irrégulière, de temps en temps suspirieuse; douleur vive à la pression dans la région épigastrique; pas d'évacuation; l'enfant se plaint de la tête et y porte sans cesse les mains.

(Douze sangsues derrière les oreilles, sinapismes aux jambes, puis affusion froide, dix-huit degrés de Réaumur, pendant quatre minutes.)

Le sang coula abondamment, sans amener d'amélioration; à deux heures et demie la respiration est très-suspirieuse; l'enfant se plaint du froid, se cache sous ses couvertures; je donnai l'affusion, qui occasiona beaucoup de cris.

A trois heures et demie, peau chaude, face colorée; pouls (90), assez développé; je répète l'affusion à dix-sept degrés, et l'enfant la supporte mieux que la première; l'expression devient meilleure; replacée dans son lit, elle me dit ne plus souffrir, et paraît disposée à jouer; ce bien-être persiste jusqu'à neuf heures, alors elle retombe dans un état de somnolence qui dure toute la nuit.

Le 1er juillet, peau naturelle, pouls irrégulier (65); on n'obtient aucune réponse; la face est colorée, la langue pâle, l'abdomen insensible.

On tente une troisième affusion à dix-sept degrés, qui dure quatre minutes; elle excite momentanément la petite malade qui, replacée dans son lit, retombe dans son premier état; deux vésicatoires sont placés aux cuisses et l'émétique administré à la dose de quatre grains, dans douze onces de tilleul orangé.

A une heure, pas de changement marqué, seulement les membres thoraciques, élevés au-dessus du lit, conservent quelque temps cette position, l'enfant assise ne se laisse retomber que peu-à-peu et lentement; cet état se rapproche beaucoup de la catalepsie, les paupières sont écartées, les mâchoires sont serrées; cependant on peut les écarter et faire avaler de la potion stibiée.

(Glace sur la tête, sinapismes aux jambes.)

Depuis cinq heures elle ne peut plus boire: elle avait pris alors quatre cuillerées de sa potion.

Même état pendant la nuit, vomissement peu copieux.

Le 2, elle paraît voir et entendre, mais ne répond pas: d'ailleurs mêmes symptômes, pas d'évacuation.

(Oxymel, même potion émétisée, séton à la nuque.)

Elle ne se plaint pas lorsqu'on place le séton; le soir, exacerbation fébrile, pouls (130); elle a pris sa potion.

Le 3, peau chaude, pouls petit (136); langue rouge; abdomen tendu, douloureux à la pression; l'enfant répond, mais crie dès qu'on meut sa tête, celle-ci est légèrement inclinée à droite. (On suspend l'émétique; hydromel, cataplasme émollient sur l'abdomen, deux demi lavemens émolliens.)

Pas de changement.

Le 4, contractions spasmodiques dans les muscles droits de la face, tête inclinée de ce côté, roideur dans l'avant-bras, continuation des autres symptômes; l'intelligence reste parfaite; trois évacuations. (Même prescription.)

Le 5, pouls inégal, très-petit (150), langue rouge à la pointe; les contractions du côté droit augmentent lorsqu'elle répond; la commissure est entraînée de ce côté, sans qu'il y ait paralysie à gauche.

(Six sangsues derrière les oreilles, moxa sur l'occiput, hydromel.)

Le 6, l'enfant accuse toujours des douleurs dans la tête et l'abdomen, et porte ses mains au côté gauche du front; elle répond encore juste aux questions, peut se tenir assise quelque temps, mais la déglutition devient de plus en plus difficile ; les cornées s'obscurcissent, les vésicatoires et le séton ne suppurent plus ; la face se grippe, des petits mouvemens convulsifs se manifestent dans le membre thoracique droit, et l'enfant succombe le 7, à huit heures du soir, huit jours après son entrée.

Examen du cadavre quarante heures après la mort.

Parois abdominales verdâtres, distendues par des gaz ; ulcération des morsures de sangsues, nulle trace de travail inflammatoire autour de l'escarre du moxa, intéressant la peau dans toute son épaisseur.

Appareil sensitif interne. Arachnoïde parfaitement saine, circonvolutions déprimées, vaisseaux des membranes injectés, celles-ci se détachent sans difficulté, quoique le tissu sous-arachnoïdien ne soit pas infiltré ; chaque ventricule contient une once de sérosité limpide ; ils communiquent au-dessous de la voûte par l'ouverture du troisième ventricule, qui est très-dilatée ; les parties moyennes sont saines, les parois du septum un peu écartées ; dans le ventricule gauche, on aperçoit un tubercule du volume d'une noix, saillant au-dessus du corps strié, au-dessous de l'arachnoïde ventriculaire, à laquelle il est uni par de petits filamens peu tenaces; ce tubercule se loge dans le corps strié lui-même, qui est plus rougeâtre que celui du côté droit, et paraît ramolli.

A la partie supérieure et un peu extérieure de l'hémisphère droit, on trouve un tubercule du volume d'une noisette, plongé dans la substance blanche, qui ne paraît point altérée et ne lui adhère que faiblement.

En avant, en bas et en dehors du ventricule droit, entre la partie inférieure du corps strié et la scissure de Sylvius, on en trouve un troisième, parfaitement semblable au précédent, mais adhérent aux membranes; celles-ci sont rougeâtres, épaissies à la base du cerveau: on observe une infiltration gélatineuse du tissu sous-arachnoïdien, aux environs de l'entre-croisement des nerfs optiques et dans la scissure gauche de Sylvius. Dans ces points les membranes sont rougeâtres et très-épaissies; vers le hiatus de Bichat, l'infiltration est tout-à-fait purulente.

Les membranes qui recouvrent le mésocéphale sont fort injectées; celui-ci pointillé de rouge vif dans son épaisseur, ainsi que les éminences olivaires et pyramidales.

Appareil respiratoire. Adhérences anciennes

des plèvres ; poumons parfaitement sains.

Appareil circulatoire. Dans l'état normal.

Appareil digestif. Adhérences anciennes de l'épiploon gastro-colique avec la paroi abdominale antérieure des intestins grêles entre eux, du foie, du diaphragme ; des adhérences récentes existent entre l'appendice cœcale, la fin de l'ilćon et le mésentère ; elles se détruisent sans peine, et au-dessous d'elles se trouve une petite quantité de pus jaune.

Dans plusieurs points des intestins grêles on aperçoit des petits points blancs formés par du pus concret ; l'œsophage est sain, la muqueuse gastrique d'un jaune pâle, striée de bandes blanchâtres, larges d'une ligne, formées par la destruction du corps muqueux ; les membranes de l'estomac paraissent partout amincies, excepté vers le pylore. Les intestins, qui contiennent une grande quantité de matières jaunâtres, bilieuses ou fécales, sont dans l'état sain, si ce n'est vers la valvule, où la muqueuse est fort injectée.

Autres viscères abdominaux sains.

Réflexions. J'ai cru devoir donner cette observation dans tous ses détails, parce qu'elle nous offre une complication à laquelle beaucoup d'auteurs ont donné une grande importance dans la production des symptômes hydrocéphaliques; cependant il est facile de voir ici qu'à l'exception des contractions des muscles du côté droit, produites par l'encéphalite du corps strié gauche, dans lequel se trouvait logé le plus gros tubercule, tous les symptômes observés ont été ceux d'une méningite de la base. Cette affection existait en effet : elle peut s'être manifestée sous l'influence des mêmes causes que les tubercules; mais toujours est-il qu'une fois déclarée, elle a marché sans qu'on ait pu diagnostiquer la présence de ces derniers ; ce n'est que par les antécédens qu'on est amené à les soupçonner dans certains cas, et ces antécédens nous étaient tout-à-fait inconnus. Nous trouvons encore, dans l'amélioration produite par les saignées générale et locale, une preuve de ce que j'avance : quant à l'émétique, il a peut-être été la cause des lésions récentes trouvées dans l'abdomen ; ou du moins ce qui porte à le croire, c'est que les symptômes abdominaux ne se sont montrés que peu après son administration.

X[e]. OBSERVATION.

Onze ans et demi ; faible constitution, pneumonie et entéro-colite chroniques ; vomissemens, céphalalgie, irrégularité de la respiration, collapsus, *vive sensibilité des tégumens*, affaiblissement gradué ; mort le dixième jour. — *Méningite de la base, encéphalite des parties moyennes, épanchement ventriculaire, pneumonie chronique et gastrite chronique passées à l'état aigu.*

Thérèse Arrouard, âgée de onze ans et demi, entra, pour la seconde fois, à l'hôpital des Enfans, le 5 octobre 1824. Pendant les quatre jours qu'elle y était restée le mois précédent, on avait reconnu une pneumonie chronique gauche ; douze sangsues avaient été appliquées sur ce côté, puis un vésicatoire ; mais ses parens ayant voulu l'emmener, on n'avait pu guères juger de l'effet produit par ces moyens ; voyant qu'elle ne guérissait point chez eux, ils nous la ramenèrent dans l'état suivant :

Maigreur extrême ; peau sèche et pâle, peu développée ; langue rouge sur les bords, râpeuse vers son centre ; un peu de dévoiement ; en examinant la poitrine, on reconnaît du râle muqueux et sous-crépitant en arrière et en bas des deux côtés.

(Solution de gomme arabique, julep gommé, diète, vésicatoire au bras.)

On observe peu de changement les jours suivans.

Le 10, vomissement de matières bilieuses, peau chaude et sèche, pouls (120); langue recouverte d'un enduit jaunâtre. La malade avait mangé un gâteau en cachette. (Mauve, diète absolue.)

Le 11, céphalalgie sus-orbitaire droite, pouls (108) irrégulier; respiration pas sensiblement altérée, pas d'évacuation. On craint une méningite, mais la malade étant très-faible, on attend encore.

Le 12, somnolence, abattement, peau très-chaude, face colorée, pouls peu développé (125). La malade accuse une douleur frontale, et paraît fatiguée par les questions : elle craint la lumière; la respiration est irrégulière et de loin en loin suspirieuse. La toux augmente la douleur de tête, l'épigastre est très-sensible à la pression; constipation.

(Hydromel, julep gommé, dix sangsues sur l'épigastre, cataplasme émollient, sinapismes aux pieds.)

Le sang coule assez abondamment; le soir, la céphalalgie est beaucoup moins forte; nuit calme.

Le 13, pas de douleur; réponses justes, faciles, peau chaude, pouls (115), respiration assez régulière; pas de soif; une évacuation; toux.

(Hydromel, looch blanc, pédiluve sinapisé.)

Cette amélioration se soutient pendant les vingt-quatre heures.

Le 14, la somnolence reparaît ainsi que la douleur de tête; nausées, fréquence du pouls, évacuations. (Solution de gomme arabique, douze sangsues sur l'abdomen, sinapismes mitigés aux pieds.)

Le sang coule sans procurer de l'amendement.

Le 15, mêmes symptômes; de plus, injection forte des conjonctives autour de la moitié inférieure des cornées, vive sensibilité à la lumière, langue gonflée, rouge; *sensibilité des tégumens du tronc*, grande irascibilité; on n'ose pas revenir aux moyens actifs. (Vésicatoires aux jambes.)

Le 16, respiration très-irrégulière, pouls petit (115); les cornées paraissent ramollies inférieurement, surtout la droite.

Le 17, les symptômes s'aggravent; l'enfant pousse des cris aigus dès qu'on la touche; le ramollissement des cornées augmente, les pupilles sont très-dilatées, surtout la droite; le soir, peu de sensibilité, collapsus; dans la nuit agitation.

Le 18, même état; on fait suppurer les vésicatoires.

Le 19, membres supérieurs roides, sensibilité du tronc ; l'affaiblissement augmente et la malade s'éteint sans convulsion, à deux heures de l'après-midi, au dixième jour de la maladie.

Examen du cadavre vingt heures après la mort.

Dernier degré de maigreur, émaciation.

Appareil sensitif interne. Arachnoïde entièrement sèche, circonvolutions déprimées également des deux côtés. Vers la partie moyenne de l'hémisphère droit et le long des vaisseaux principaux des membranes, on aperçoit de petites plaques jaunâtres, formées par du pus infiltré dans le tissu sous-arachnoïdien ; cerveau injecté et ferme. En incisant par tranches minces l'hémisphère gauche, on sent une fluctuation profonde ; le ventricule ouvert, il s'écoule cinq onces de sérosité limpide, qui provient en partie de celui du côté opposé, car ils communiquent entre eux et avec le troisième ; la cloison, la commissure des couches optiques et les piliers antérieurs sont ramollis, fortement pointillés de rouge. A la base du cerveau existe une infiltration gélatiniforme et purulente du tissu sous-arachnoïdien, qui occupe sa partie moyenne, les scissures de Sylvius et les environs du hiatus de Bichat. Dans tous ces points les membranes sont épaissies, opaques et granulées.

Le mésocéphale, le cervelet et le prolongement rachidien sont parfaitement sains.

Appareil respiratoire. Adhérences anciennes des plèvres gauches, ganglions bronchiques volumineux et tuberculeux, poumon gauche hépatisé dans sa moitié inférieure ; il contient, ainsi que le droit, beaucoup de tubercules miliaires.

Appareil circulatoire dans l'état normal.

Appareil digestif. Muqueuse gastrique d'un jaune clair, parsemée de stries blanches, formées par le derme à nu, le corps muqueux étant détruit dans ce point et ramolli dans d'autres ; muqueuse des intestins grêles assez fortement injectée ; ceux-ci, revenus sur eux-mêmes, contiennent quelques matières bilieuses.

Muqueuse des gros intestins injectée par plaques et sans velouté ; ganglions mésentériques développés ; quelques-uns sont tuberculeux.

Foie gorgé de sang, bile poisseuse dans la vésicule, rate, pancréas et autres viscères abdominaux dans l'état sain.

Réflexions. Cette observation se rapproche beaucoup des observations I, II et III. Chez ces trois enfans débilités par des maladies antérieures durant depuis long-temps, l'affection a marché lentement et a présenté tous les caractères de l'hydrocéphale ; mais ce qui prouve bien que l'épanchement est pour peu de chose dans la production de ces symptômes, c'est qu'ils ont été les mêmes chez les deux premiers, où il n'existait pas. Ici, nous voyons l'inflammation des membranes débuter sous l'influence de l'irritation gastrique, produite par un écart de régime, puis céder momentanément, cette irritation étant combattue, pour reprendre ensuite avec plus de force, se compliquer d'encéphalite et amener la mort. La faiblesse du sujet ayant empêché de persister dans l'emploi des saignées, il est possible que ce soit à cette circonstance que nous devions d'avoir trouvé les parties moyennes, quoique ramollies, fortement piquetées de rouge ; car chez tous les autres malades plus vigoureux et largement saignés, la couleur n'était point altérée, et ce pointillé rouge n'existait pas. Ce cas vient bien à l'appui de ceux qui regardent tous les ramollissemens comme suite de l'inflammation, les symptômes ayant été parfaitement semblables à ceux observés dans le cas où le ramollissement des mêmes parties a été rencontré sans injection.

XIe. Observation.

Onze ans; faible constitution, valétudinaire; céphalalgie et vomissemens bilieux; constipation opiniâtre, collapsus, roideur des membres supérieurs, irrégularité de la respiration, exacerbations nocturnes, agitation, délire, cris; *sensibilité extrême des tégumens*; prostration; respiration râlante; mort le dix-neuvième jour. — *Méningite de la base, encéphalite légère des hémisphères, encéphalite des parties moyennes, épanchement.*

Marie Perlet, âgée de onze ans, d'une faible constitution et maladive depuis long-temps, fut apportée à l'hôpital, le 13 novembre 1824; ses parens nous dirent qu'elle avait été prise, quinze jours auparavant, de vomissemens bilieux et de douleurs de tête très-fortes, que dès-lors elle n'avait pas été à la selle, et leur avait paru de plus en plus souffrante. Un médecin appelé avait fait appliquer quatorze sangsues à l'épigastre, l'avait mise à la diète et à l'usage des boissons émollientes.

Lors de son entrée dans la salle nous la trouvâmes dans l'état suivant.

Pâleur de la face, collapsus, membres thoraciques roides et demi-fléchis, pupilles dilatées, oscillantes; yeux dirigés en haut; pouls presque insensible, assez fréquent; respiration inégale, irrégulière et suspirieuse; les prodrômes et l'état actuel de la malade ne permettaient pas de méconnaître une inflammation des membranes et du cerveau lui-même ; l'état du pouls ne me paraissant pas indiquer de prime abord l'emploi de la saignée locale, je fis appliquer des sinapismes aux jambes et aux cuisses.

A trois heures du soir, le pouls étant plus développé et la peau chaude, je tentai l'application de dix sangsues derrière les oreilles : le sang coula en assez bonne quantité, sans amener de changement notable.

Le 14, à la visite, le collapsus est moindre ; dès qu'on touche la malade elle pousse des cris aigus.

La peau est chaude, le pouls donne cent trente pulsations ; la respiration toujours irrégulière, la langue rouge, les lèvres sèches ; la sensibilité des tégumens ne permet pas de juger de l'état du ventre : il n'y a point eu d'évacuation.

(Hydromel, dix sangsues derrière les oreilles, deux vésicatoires aux jambes, lavement miellé.)

Le sang coule abondamment ; le soir l'enfant est plus calme, mais dans la nuit l'agitation et les cris reparaissent ; une évacuation.

Le 15, la malade entend ce qu'on lui dit et répond par signe ; d'ailleurs même état qu'hier ; les vésicatoires ont bien pris. (Hydromel, huit sangsues derrière les oreilles, moxa sur l'occiput.)

Le sang coule bien ; la malade pâlit, mais continue à témoigner la même sensibilité au moindre contact.

A deux heures j'applique le moxa.

Le soir, calme parfait ; peau fraîche, pouls (90), régulier ; respiration presque naturelle ; dans la nuit l'agitation reparaît, la malade appelle ses parens.

Le 16, prostration, grincemens de dents, les autres symptômes ont reparu. (Sinapismes sur les coude-pieds.)

On cherche à exciter les plaies des jambes.

Nouvelle exacerbation dans la nuit, cris, délire.

Le 17, respiration plaintive, râlante ; déglutition impossible, cornées recouvertes d'une couche albumineuse, résolution complète des membres ; mort à deux heures, le dix-neuvième jour de la maladie.

EXAMEN DU CADAVRE quarante-quatre heures après la mort.

Bonne conformation, grande maigreur, nulle trace d'inflammation autour de l'escarre.

Appareil sensitif interne. Dure-mère très-tendue sur le cerveau, arachnoïde cérébrale sèche ; circonvolutions déprimées, membranes accolées, amincies, friables, difficiles à détacher des deux hémisphères; tissu sous-arachnoïdien très-injecté, surtout au fond des anfractuosités. Ventricules latéraux dilatés, surtout le gauche, qui contient près de deux onces de sérosité opaline, le droit en contient un peu moins; le septum lucidum et la partie postérieure de la voûte sont ramollis. En arrière du ventricule droit on trouve une injection vive de la substance blanche, qui forme l'ergot; elle est sablée de rouge et paraît ramollie; la commissure des couches optiques présente la même altération; des deux côtés les parois externes des ventricules présentent çà et là quelques points ramollis.

Infiltration séro-purulente très-marquée dans le tissu sous-arachnoïdien de la base, surtout en arrière de l'entrecroisement des nerfs optiques et vers les scissures; dans tous ces points les membranes sont très-épaissies, résistantes et s'enlèvent avec une grande facilité.

Appareil respiratoire. Parfaitement sain, à l'exception de quelques ganglions bronchiques tuberculeux.

Appareil circulatoire. Dans l'état normal.

Appareil digestif. L'estomac et l'intestin grêle contiennent des matières liquides et ne présentent pas de traces d'inflammation, non plus que les gros intestins, qui renferment des matières fécales roulées et durcies. Autres viscères abdominaux parfaitement sains.

Réflexions. Il est de toute évidence que le traitement antiphlogistique a produit, dans ce cas-ci, un amendement remarquable dans les symptômes et a retardé la terminaison fâcheuse de la maladie. On n'a pas osé tenter plus tard l'emploi de l'émétique, à cause des fâcheux effets observés précédemment.

La malade a offert d'ailleurs des symptômes plus variés, plus nombreux; mais on peut sans peine les rapporter aux différentes lésions trouvées sur le cadavre : ainsi tous ceux du début ont été la suite de la méningite de la base; puis l'inflammation s'étant étendue dans quelques points des hémisphères, les contractions permanentes dans les muscles ont dû se manifester; quant à la sensibilité vive des tégumens, elle doit être rapportée à l'encéphalite des parties moyennes. Pour l'épanchement, le seul phénomène qui ait pu le faire soupçonner dans les derniers temps, c'est l'opacité des cornées, la résolution complète précédant toujours la mort, dans la méningite simple, et pouvant être le résultat de l'encéphalite arrivée au dernier degré.

XIIe. Observation.

Trois ans ; valétudinaire ; céphalalgie, vomissemens bilieux, suivis de collapsus, avec épisthotonos léger et trismus, rétraction des muscles droits ; mort le seizième jour. — *Méningite de la base ; encéphalite légère des hémisphères surtout à gauche, et des parties moyennes, épanchement ventriculaire, pneumonie tuberculeuse, ramollissement de l'estomac et de l'œsophage.*

Henriette Léman, âgée de trois ans, fut apportée à l'hôpital des Enfans, le 11 juillet 1824, dans l'état suivant.

Collapsus, respiration embarrassée, irrégulière ; lèvres couvertes d'écume, mâchoires fortement rapprochées, tête renversée en arrière, yeux tournés en haut, pupilles dilatées, insensibles ; cornées obscurcies, recouvertes d'un enduit muqueux ; pouls petit (130) ; peau chaude. Sa mère nous apprit qu'elle était malade depuis quinze jours ; qu'elle avait eu des vomissemens bilieux répétés, et s'était beaucoup plaint de la tête ; qu'un médecin appelé avait fait administrer un vomitif qui avait produit peu d'effet ; qu'enfin elle était constipée depuis plusieurs jours et sans connaissance depuis quatre seulement. Regardant la mort comme inévitable et très-prochaine, je me contentai de faire appliquer des sinapismes très-chauds sur les extrémités inférieures ; aucune boisson ne put être administrée à cause de l'impossibilité où l'on était de la faire avaler.

Le 12, même état à peu de chose près; les muscles droits de la face paraissent plus rétractés, l'enfant pousse des cris plaintifs lorsqu'on cherche à écarter les paupières; la tête est fortement renversée en arrière et inclinée à droite, la respiration bruyante; bientôt râle trachéal, et mort à sept heures, vingt-huit heures après l'entrée, au seizième jour de la maladie.

EXAMEN DU CADAVRE quarante heures après la mort.

Cadavre bien conformé, sans embonpoint, ne présentant pas de trace de putréfaction.

Appareil sensitif interne. Arachnoïde fort sèche, luisante, vaisseaux des membranes gorgés de sang, surtout à gauche; là, le tissu sous-arachnoïdien est fortement injecté dans le fond des anfractuosités.

On ne peut enlever ces membranes sans détacher de petites plaques formées par la substance corticale, qui paraît ramollie; la substance blanche paraît saine dans les deux hémisphères; les ventricules latéraux contiennent deux à trois onces de sérosité légèrement trouble; le septum, la voûte à trois piliers sont ramollis, diffluens ainsi que les parois postérieures des ventricules; ces parties sont traversées par des vaisseaux rouges assez nombreux, et les couches optiques sont dans l'état normal.

Le cerveau enlevé, on aperçoit à sa base une infiltration gélatineuse, séro-purulente, du tissu sous-arachnoïdien qui se trouve aux environs de l'entrecroisement des nerfs optiques et dans toute l'étendue de la scissure de Sylvius gauche. Dans tous ces points les membranes sont épaissies et très-consistantes; la même altération s'observe vers le hiatus de Bichat. Autres parties de l'encéphale saines.

Appareil respiratoire. Adhérences intimes et anciennes des plèvres gauches, injection de la muqueuse bronchique; lobe supérieur du poumon gauche, farci de gros tubercules et de cavernes, hépatisé en arrière; poumon droit sain.

Appareil digestif. Œsophage sain jusqu'à trois pouces du cardia; là, on observe un ramollissement de toutes ses membranes dans une étendue de deux pouces environ; elles sont changées en une matière gélatiniforme, rosée, présentant l'apparence de la colle demi-liquide.

Une altération semblable se remarque vers la grande courbure de l'estomac : on reconnaît facilement que l'altération a commencé par la face interne, car elle y est beaucoup plus étendue qu'à l'extérieur; à peine reste-t-il çà et là quelques traces du corps muqueux, dans toute la moitié gauche de l'estomac, tandis que la séreuse est changée en gélatine dans l'étendue d'un pouce carré seulement; on aperçoit dans l'épaisseur de cette substance gélatiniforme, des vaisseaux contenant de petits globules noirs qui paraissent formés par du sang altéré : les intestins grêles présentent çà et là quelques plaques de Brunner boursoufflées et de l'injection.

Ganglions mésentériques, avoisinant la valvule, tuméfiés et rouges. Autres organes sains.

Réflexions. J'ai choisi cette observation, quoique la malade n'ait pas été soumise long-temps à notre examen, parce qu'elle offre la méningite développée chez un enfant présentant des altérations anciennes des poumons et probablement de l'estomac; elle montre aussi comment des lésions graves de ce dernier organe peuvent être voilées par la coexistence des symptômes cérébraux, et par conséquent combien il est rare de pouvoir être certain de l'intégrité de l'appareil digestif. Il serait important de savoir si le vomitif donné en ville a eu quelque influence sur la marche de l'affection gastro-œsophagienne. D'autres faits sont nécessaires, un seul ne pouvant conduire à rien.

De plus, nous trouvons ici, comme chez le sujet de la Xe observation, les parties ramollies pointillées de rouge et injectées; cela justifie ce que j'ai dit de l'influence des saignées sur les caractères des lésions cadavériques; car dans ce dernier cas aucune émission sanguine n'avait été pratiquée.

En analysant les observations qui précèdent, en les comparant entre elles, en portant une attention toute particulière sur les symptômes du début, on est forcé de reconnaître que c'est presque toujours l'inflammation des membranes de la base du cerveau qui paraît la première, et que dans la plupart des cas l'encéphalite des hémisphères ou des parties moyennes, ainsi que l'épanchement ventriculaire, ne sont que consécutifs et pour ainsi dire des complications; aussi voit-on la première période différer peu chez les malades, quelles que soient les altérations rencontrées à l'examen du cadavre, et des différences notables ne se manifester dans la nature des symptômes, ou dans leur marche, qu'après le troisième ou le quatrième jour de la maladie. Je ne prétends point dire cependant que l'encéphalite ne puisse être primitive et même exister seule; mais je crois que les cas de cette nature sont extrêmement rares, surtout lorsqu'on les compare à ceux dans lesquels les choses se passent autrement; c'est pour cela que j'ai placé en tête les observations où l'inflammation des membranes a été la plus franche, la plus simple, et les complications nulles ou fort légères; c'est pour cela encore que je vais tenter de décrire cette affection, en séparant ses symptômes de ceux qui m'ont paru dépendre de l'encéphalite ou de l'épanchement dont nous nous occuperons ensuite. Je crois que cette marche est la meilleure à suivre, la seule capable de nous faire sortir du dédale des symptômes dits cérébraux ou hydrocéphaliques; la seule enfin qui puisse nous amener à concevoir et à expliquer les cas les plus compliqués, ceux dans lesquels les malades succombant à des affections aiguës entées sur des chroniques, l'on trouve alors à l'examen des cadavres, des altérations fort différentes par leur siége et par leur nature.

DE L'INFLAMMATION

DES MEMBRANES ENCÉPHALIQUES.

Je conserverai dans la description de cette maladie les trois périodes que Robert Whytt reconnut dans l'*hydrocéphale aiguë*, et que d'autres auteurs, et en particulier MM. Parent et Martinet, ont reproduites dans l'histoire de l'arachnitis; je ne le fais que pour simplifier l'exposé des symptômes, sans y attacher aucune importance, sachant bien que cette affection n'est pas soumise plus que toute autre à des règles fixes et invariables, et que ces coupes faites dans la marche des maladies sont toutes plus ou moins arbitraires.

Ire Période.

Invasion de la maladie.

Parmi les symptômes du début, nous trouvons au premier rang la céphalalgie, rapportée le plus ordinairement à la région frontale, occupant toute son étendue, ou l'un ou l'autre côté; elle se rencontre chez tous les malades, tous s'en plaignent, et en portant sans cesse les mains à la tête, ils indiquent suffisamment son siége. Cette douleur, quoique constante, est plus ou moins remarquée, suivant la sensibilité des sujets; elle est surtout importante à considérer lorsque la maladie débute lentement, sans fièvre, sans coloration de la face ou injection des conjonctives, comme on l'observe chez les individus faibles, cacochymes, débilités par des maladies antérieures, des affections chroniques des principaux viscères. (*Voy.* Observations II, III, VII, X.) Alors la première période se prolonge, la maladie marche lentement; on observe de la tristesse, du dégoût, avant qu'elle ne prenne un caractère bien tranché.

La céphalalgie frontale s'accompagne fréquemment d'une sensibilité plus ou moins vive des yeux, ils ne peuvent supporter la lumière, les malades rapprochent les paupières, se cachent sous leurs couvertures; assez souvent les conjonctives s'injectent, du mucus épaissi recouvre le bord libre des paupières, ou se ramasse vers le grand angle de l'œil.

Cette douleur présente presque constamment des exacerbations de peu de durée, plus fréquentes le soir et pendant la nuit, arrachant des cris aux malades, cris qui ont un caractère tout particulier, fort bien décrits par Odier de Genève; ils ont été nommés hydrencéphaliques par M. Coindet, et ne peuvent être méconnus lorsqu'on les a entendus une fois, car ils ne ressemblent nullement à ceux que l'on observe dans d'autres affections; presque toujours les malades y joignent les mêmes paroles, telles que *oh, la tête! oh, là, là! etc.*

Après la céphalalgie, nous trouvons les *vomissemens bilieux*, répétés, nullement en rapport dans la plupart des cas avec l'état de la langue et la sensibilité épigastrique, vomissemens que rien ne calme ordinairement et qui peuvent facilement en imposer à ceux qui les observent pour la première fois. Ce symptôme est de la plus grande importance, surtout s'il s'y joint une *constipation opiniâtre*, qui est le troisième signe le plus constant de l'inflammation des membranes à son début; cependant il a échappé à la plupart des auteurs. M. Coindet, entre autres, dit que dans le principe de l'hydrencéphale aiguë, on observe dans certains cas des selles abondantes et verdâtres. A quoi tient cette différence? ne pourrait-elle pas dépendre du traitement mis en usage? je suis fortement porté à le croire, ayant constamment rencontré la constipation chez les malades reçus à l'hôpital des Enfans, malades qui n'étaient ni émétisés ni purgés, du moins dans la première période (1).

Pour terminer le tableau de l'invasion de la maladie, il me reste à indiquer cette anxiété, plus facile à reconnaître qu'à décrire; cette altération particulière des traits, qui annonce une douleur profonde, un danger, le plus souvent inévitable; l'agitation est extrême chez quelques malades, ils se meuvent sans cesse, roulent leur tête sur l'oreiller, et ne peuvent conserver pendant quelques instans la même position; chez d'autres, au contraire, chaque mouvement paraît augmenter les douleurs; on les voit alors se refuser à tout déplacement, et ne vouloir pas même répondre aux questions qui leur sont adressées; ils paraissent accablés sous le poids des souffrances et incapables de les surmonter. Chez ces malades, la respiration présente un caractère tout particulier. Elle est ordinairement *irrégulière*, *inégale*, entrecoupée, de temps en temps *suspirieuse*; ce sont ces soupirs plaintifs qui, de même que les cris, étaient nommés à juste titre *hydrencéphaliques*, par M. Coindet. On ne les rencontre, en effet, dans aucune autre affection, et ils doivent être considérés comme de vrais symptômes pathogno-

(1) Il est tout simple qu'une colite donnerait lieu de même à la diarrhée; mais je parle de la méningite simple.

moniques de l'inflammation des membranes encéphaliques.

Le pouls, dans cette première période, s'accélère presque constamment; il est cependant des exceptions, comme nous l'avons dit ci-dessus; mais accéléré ou non, il présente le plus ordinairement une irrégularité et une inégalité en rapport avec l'état de la respiration, et, sous ce point de vue, il aide aussi le praticien dans le diagnostic de la maladie.

Enfin il n'est pas rare de voir du délire se manifester dès le début, surtout lorsque le sujet est vigoureux; quelquefois même des mouvemens convulsifs avoir lieu dans les muscles de la face et des extrémités supérieures. Ils sont surtout importans à considérer chez les jeunes enfans, c'est souvent le seul signe auquel on puisse reconnaître l'invasion de la maladie. En effet, la céphalalgie leur arrache des cris, mais ces cris n'indiquent pas le siége de la douleur, et le plus souvent on les attribue à de simples coliques ou à une dentition difficile; chez eux le délire ne peut exister, puisqu'ils n'ont pas encore des idées sur ce qui les entoure et la parole pour rendre ce qu'ils éprouvent; on devra donc observer attentivement ces petits malades, dès qu'ils seront pris de convulsions, quelque légères qu'elles puissent paraître. Examiner leur attitude, leurs gestes, l'impression que produit sur eux une lumière vive, les mouvemens respiratoires, et s'enquérir de la manière dont s'exécutent les fonctions digestives.

Enfin il est un signe sur lequel M. Vieusseux a attiré l'attention des praticiens. C'est l'état particulier des urines, qui, lorsqu'elles sont *micacées*, indiquent, selon lui, d'une manière certaine, l'invasion de la maladie : n'ayant pas eu l'attention de vérifier ce fait, je ne puis rien en dire; toutefois on ne doit point négliger ce moyen de diagnostic, M. Coindet, dont l'opinion peut faire autorité, lui accordant une grande importance. (*Voy.* Ouv. cité., pag. 36.) Quant au dépôt blanc farineux crétacé dans le fond du vase, il se présente dans un trop grand nombre d'affections différentes pour être ici de quelque importance.

Je n'essayerai point de fixer la durée de cette première période, elle varie à l'infini, selon la force de l'individu, les causes de la maladie et le traitement mis en usage; en général, plus le sujet est fort et vigoureux, plus la maladie marche avec rapidité, et par conséquent plus la période d'invasion est courte.

IIe Période.

Tous les symptômes que je viens d'énumérer,

à l'exception des vomissemens bilieux, persistent et augmentent dans la seconde période: l'agitation redouble, les paroxysmes se rapprochent, et alors les malades poussent des cris aigus; leur visage se colore pour quelques instans, quelquefois irrégulièrement; cette rougeur momentanée est tout-à-fait caractéristique: à la suite des paroxysmes ils paraissent abattus, à demi assoupis, mais ne dorment point. C'est pendant ces intervalles d'un repos trompeur, que l'on peut facilement constater l'inégalité et l'irrégularité des mouvemens respiratoires; des inspirations prolongées succèdent presque toujours à un intervalle assez long, pendant lequel les parois de la poitrine sont demeurées dans le repos le plus parfait; on dirait que les malades oublient de respirer et qu'ils ne s'y décident que vaincus par le besoin.

Les mâchoires sont ordinairement rapprochées, serrées, quelquefois agitées de mouvement convulsifs tels, que les dents paraissent devoir se briser; la tête est légèrement renversée en arrière et tend à s'y porter davantage lorsqu'on cherche à asseoir le malade sur son lit; les yeux sont dirigés en haut, les pupilles oscillent irrégulièrement; la déglutition, qui jusqu'alors avait été facile, commence à devenir pénible; les mouvemens que l'on inprime à la tête et au tronc, dans ces diverses tentatives, augmentent l'agitation, rappellent les cris, irritent les malades, qui cherchent à repousser les personnes qui les entourent.

Il arrive quelquefois, mais ce n'est point constant, comme le voulait Robert Whytt, que le pouls se ralentit pendant les intervalles de repos; on dirait que, l'influence du cerveau cessant pour quelques instans d'être aussi prononcée, les agens de la circulation et de la respiration perdent momentanément de leur activité.

Chez les jeunes enfans les convulsions augmentent, elles deviennent même quelquefois générales; mais elles sont toujours plus marquées dans les muscles de la face, des yeux et des membres supérieurs. Les conjonctives s'injectent, et lorsque l'inflammation a paru dès le début, elle fait des progrès. Cette période est tout aussi variable en durée que la première, et ce que j'ai dit de celle-ci s'y applique parfaitement.

IIIe Période.

Dans ce dernier temps de la maladie, le collapsus est plus prononcé, presque continuel; ce n'est qu'en excitant fortement les malades qu'on parvient à leur faire donner quelques signes de connaissance; renversée en arrière, la tête ne peut pas quelquefois être reportée en avant. Les mâchoires, fortement serrées, s'opposent à l'introduction des boissons, il y a à-la-fois opisthotonos léger et trismus. Les membres supérieurs sont de temps en temps agités de mouvemens convulsifs; mais ils ne sont point rétractés sur la poitrine, comme on le remarque dans le premier degré de l'encéphalite; on n'éprouve pas de peine à étendre l'avant-bras sur le bras.

Le pouls s'accélère, devient petit, misérable, tumultueux; la respiration s'embarrasse, de l'écume remplit la bouche et s'échappe par les commissures et les narines; la peau des extrémités, qui jusqu'alors avait été ou chaude ou naturelle, se refroidit, devient violacée; le râle trachéal se manifeste, et la mort ne tarde pas à terminer cette scène de souffrances. Il est inutile de faire remarquer ici que l'état des viscères abdominaux ou thoraciques modifie cette dernière période de la maladie, surtout chez les jeunes enfans, dont les poumons s'engouent et s'enflamment avec la plus grande facilité.

Tel est l'ensemble des symptômes qui m'ont paru caractériser l'inflammation des membranes encéphaliques des enfans, et la distinguer des autres maladies cérébrales. Tel est l'ordre dans lequel ils se montrent le plus ordinairement, soit que leur apparition ait lieu d'une manière continue, soit que l'on observe de véritables exacerbations, ce qui est très-fréquent. Notons cependant que dans certains cas on a remarqué une intermittence complète dans la première période : les auteurs en citent de nombreuses observations ; moi-même j'ai eu l'occasion de constater ce fait, dont on a besoin d'être prévenu. On voit alors, après une première crise, qui a lieu dans la soirée ou dans la nuit, crise caractérisée par les symptômes ordinaires, l'enfant recouvrer son état primitif, ne plus accuser de céphalalgie, rester seulement abattu et moins disposé à se livrer à ses jeux habituels ; puis une seconde crise avoir lieu et la maladie se déclarer franchement ; quelquefois même elle s'amende encore pendant vingt-quatre heures pour récidiver avec une nouvelle violence et ne plus laisser de doute sur sa véritable nature.

Comme la méningite se complique le plus souvent d'encéphalite ou d'épanchement ventriculaire, il est indispensable d'énoncer ici les symptômes dépendans de ces deux affections.

COMPLICATIONS FRÉQUENTES

DE LA MÉNINGITE.

§ Ier. *Encéphalite.*

Avant d'énumérer les symptômes de cette affection, je dois rappeler que M. Lallemand, dans ses *Recherches sur l'Encéphale*, établit une distinction bien importante entre l'encéphalite des parties moyennes, telles que le corps calleux, le septum lucidum et la voûte à trois piliers, et celle des hémisphères de la protubérance cérébrale et du cervelet. Cet habile observateur démontre, et par des faits qui lui sont propres, et par d'autres tirés des meilleurs auteurs, que dans le premier cas aucun phénomène particulier ne se manifeste dans les agens du mouvement (les muscles), tandis que dans le second, des douleurs paraissent d'abord dans les membres du côté opposé à l'affection, puis des contractions permanentes qui durent plus ou moins long-temps et peuvent être suivies de paralysie si la maladie fait des progrès et que le ramollissement en soit la suite. Cherchant à expliquer l'absence de ces symptômes dans le premier cas, il a pensé que l'isolement des parties moyennes, leur défaut de connexion directe avec le prolongement rachidien, pouvaient en donner une raison suffisante; mais des anatomistes ayant démontré que de ces parties irradient des fibres qui vont aux hémisphères, cette explication ne peut plus être mise en avant; le fait seul reste; on peut en déduire, sans aller plus loin, la différence des fonctions des parties lésées.

Quels sont donc les symptômes qui nous feront reconnaître cette affection? en présente-t-elle de-particuliers? Je ne sache pas que les auteurs en aient parlé. M. Lallemand lui-même n'en indique aucun, se proposant d'y revenir en traitant de l'hydrocéphale. Dès que je me suis trouvé placé favorablement pour observer avec soin les malades, j'ai cherché à découvrir quelque signe qui pût remplir cette lacune, notant au moment même tout ce qui me paraissait s'éloigner de l'ordre naturel, et comparant ensuite ces données avec celles fournies par l'examen cadavérique; voici les résultats que j'ai obtenus, sur lesquels je désire appeler l'attention des médecins.

Encéphalite des parties moyennes.

Lorsque l'inflammation occupe les parties

moyennes qui se trouvent entre les deux hémisphères, le corps calleux, le septum lucidum et la voûte, les malades joignent à un grand accablement une augmentation de sensibilité dans les tégumens du tronc. Ils ne peuvent supporter, sans se plaindre, la moindre pression; souvent même la douleur produite par le simple contact est telle, que, si l'on se contente d'explorer l'abdomen, on est tenté de croire à une inflammation très-vive du péritoine ou des viscères qu'il recouvre.

Le seul moyen d'éviter l'erreur est de porter ses recherches plus loin, de palper aussi les parois thoraciques. On y rencontre alors la même susceptibilité, une sensibilité telle, que les malades poussent des cris aigus presque involontaires, et éloignent avec précipitation la main qui les approche; d'un autre côté, l'absence de rougeur et de sécheresse de la langue, de tension des parois abdominales, doivent servir aussi à faire apprécier la valeur de ce signe et à en faire reconnaître la véritable cause.

Mais en examinant les malades, il est nécessaire de prendre quelques précautions : on doit, par exemple, éviter de les remuer, de leur imprimer aucune secousse, car souvent, dans la méningite simple, le moindre mouvement communiqué à la tête réveille les douleurs et occasione des cris. Il faut se contenter de palper le tronc en différens points, d'abord avec ménagement, puis en augmentant peu à peu la pression, avoir pendant ce temps les yeux constamment fixés sur la face, c'est elle qui doit nous faire reconnaître ce que les malades éprouvent; souvent ce seul examen suffit, toute question devient inutile. Rien ne devant paraître minutieux dans des recherches de cette nature, j'ai cru pouvoir entrer dans quelques détails. On ne doit point oublier que dans la médecine des enfans, surtout lorsqu'il s'agit d'affections cérébrales, il est nécessaire de se servir de tous les moyens propres à éclairer le diagnostic. D'ailleurs, quoique les observations sur lesquelles je me fonde soient assez nombreuses, elles ont besoin d'être vérifiées par d'autres, pour devenir concluantes.

Avant de terminer ce qui concerne l'encéphalite des parties moyennes, je crois devoir observer qu'un épanchement survenu rapidement dans les ventricules, une forte congestion cérébrale, doivent, dans certains cas, amener un état de stupeur tel, qu'aucune sensation ne puisse être perçue, et par conséquent faire disparaître le seul signe pathognomonique de cette affection.

Quant à l'encéphalite occupant les hémisphères, la protubérance cérébrale ou le cervelet, elle produit les symptômes que j'ai indiqués, ceux que M. Lallemand a si bien décrits et analysés, ce sont les contractions permanentes des muscles du côté opposé à l'hémisphère malade; les membres se fléchissent, puis se roidissent; des douleurs s'y manifestent, quelquefois à ces douleurs se joignent des tremblemens convulsifs. Enfin, si la maladie fait des progrès, si l'inflammation dénature, ou plutôt détruit les tissus, la paralysie succède à ces premiers accidens. Les observations VIe, XIe, XIIe, viennent toutes à l'appui des opinions émises par le professeur de Montpellier. Dans ces trois cas on avait pu diagnostiquer et la maladie et le côté malade.

§. II. *Épanchement ventriculaire.*

Si j'en juge d'après les observations que j'ai recueillies, l'épanchement doit se trouver bien rarement la seule complication de l'inflammation des membranes : lorsqu'il existe, on rencontre presque toujours encéphalite des parties moyennes ou des hémisphères. Néanmoins on conçoit aisément que le contraire puisse avoir lieu; mais si ce cas a paru plus fréquent qu'il ne l'est réellement à quelques auteurs, c'est qu'ils ne savaient pas reconnaître l'encéphalite sur le cadavre; c'est qu'ils ne regardaient point le ramollissement de la substance cérébrale comme une suite de cette inflammation. C'est M. Coindet qui le premier a signalé l'épanchement comme résultat de l'encéphalite; il ne lui restait plus qu'à établir la liaison qui existe entre cette affection et l'inflammation des membranes de la base : il ne paraît pas l'avoir aperçue. Placé sur un plus grand théâtre, dans des circonstances plus favorables pour des recherches exactes, il l'eût probablement reconnue. Quoi qu'il en soit, l'épanchement modifie bien moins qu'on ne le pense communément la marche et les symptômes de la maladie : il suffit de lire les observations précédentes pour en être convaincu.

Nous voyons seulement que lorsqu'il est rapide, il peut pendant quelque temps ralentir la circulation, amener les symptômes que Whytt regardait comme caractérisant la seconde période; symptômes qui ne persistent pas fort long temps, et sont suivis le plus souvent d'une nouvelle exacerbation. On pourra se rendre aisément raison de ce phénomène, si l'on réfléchit que le cerveau s'accoutume à un certain degré de compression, et que ses fonctions, momentanément et en partie suspendues, se rétablissent bientôt, lorsque l'épanchement n'augmente pas sans cesse. Un des phénomènes les plus constans dans la dernière période de l'inflammation des membranes, compliquée d'épanchement, c'est l'opacité des cornées et même leur ramollissement. Tous les auteurs en ont fait mention, c'est peut être le seul symptôme caractéristique de cette complication. Quant à la dilatation des pupilles, elle existe sans épanchement, comme l'ont très-bien fait observer MM. Coindet, Parent, Martinet, et comme nous l'avons remarqué nous-même.

Reste à savoir si l'épanchement peut avoir lieu d'une manière aiguë, sans inflammation des membranes ou du cerveau. Je ne connais pas d'exemple, bien constaté par l'examen du cadavre, d'un cas de cette nature; mais M. Guersent m'a dit avoir vu plusieurs fois, à la suite de la scarlatine, un collapsus se manifester subitement, une amaurose complète avoir lieu, puis ces accidens disparaître sans laisser de trace, par l'emploi méthodique des excitans de la peau et des dérivatifs sur les extrémités inférieures. Il regarde ces symptômes comme dépendans d'un épanchement ventriculaire essentiel, ou du moins sans inflammation, épanchement que l'on pourrait comparer, jusqu'à un certain point, à celui qui, ayant lieu dans le tissu cellulaire sous-cutané, produit l'anasarque que l'on observe dans la convalescence de la scarlatine.

Je tiens de M. Butini fils, praticien distingué de Genève, une observation tout-à-fait semblable. Le malade, après avoir éprouvé de même de l'assoupissement et une cécité complète, s'est rétabli parfaitement. Enfin, M. Coindet cite dans son mémoire (page 91), un cas qui me paraît pouvoir être rapproché de ceux-ci : l'enfant, âgée de neuf ans, s'étant exposée à un air frais à la suite d'une scarlatine, se plaignit bientôt du froid. Peu après, elle eut une attaque subite de goutte sereine, qui dura environ une demi-heure, puis quelques convulsions du côté droit, et une surdité complète; après ces accidens elle parut assoupie, et ce ne fut que lentement et pendant l'administration de la digitale en poudre et de l'émétique, que ces symptômes fâcheux disparurent. Voilà, je crois, les accidens que l'on pourrait regarder comme dépendans de l'épanchement ventriculaire simple, de l'affection à laquelle on devrait réserver le nom d'*hydrocéphale aiguë*, d'*hydropisie aiguë* des ventricules du cerveau.

DES

LÉSIONS CADAVÉRIQUES.

Après avoir énuméré les symptômes de la maladie, il est juste de décrire les lésions qui font constater son existence à l'examen des cadavres; nous allons donc les passer en revue.

Premier degré. Quand l'inflammation des membranes de l'encéphale a duré peu de temps, ou lorsqu'elle a été combattue par des saignées copieuses dès son principe, on ne trouve souvent qu'une sécheresse parfaite de la membrane séreuse (1), et une injection vive des capillaires du tissu sous-arachnoïdien, surtout dans le fond des anfractuosités; de plus, une infiltration séreuse gélatiniforme ou légèrement purulente de ce même tissu aux environs de l'entrecroisement des nerfs optiques du grand

(1) Il est étonnant que MM. Parent et Martinet n'aient point parlé de cette sécheresse de l'arachnoïde, c'est une circonstance presque constante, qui est importante à noter, surtout depuis que M. Magendie a prouvé, par des expériences sur les animaux et des recherches sur les cadavres, que dans l'état physiologique l'arachnoïde est constamment baignée de sérosité limpide.

hiatus de Bichat et des scissures de Sylvius. En examinant avec attention l'arachnoïde, elle paraît alors opaline, lactescente, et ne jouit pas de sa transparence ordinaire. Sa résistance est moindre, et il est difficile de l'enlever sans la rompre dans une certaine étendue; je parle de la séreuse séparée du tissu sous-arachnoïdien.

Deuxième degré. Mais lorsque la maladie a duré plus long-temps, surtout chez un sujet fort, ce n'est plus de la sérosité purulente, mais bien du véritable pus. Alors, les membranes, épaissies et confondues, résistent et s'enlèvent avec facilité; non-seulement leurs vaisseaux sont fortement injectés, mais en les examinant avec soin on trouve çà et là de petites ecchymoses. Presque toujours les désordres sont plus marqués à la base dans les endroits indiqués ci-dessus. De-là, l'inflammation se propage en dehors de la protubérance, et par les deux fentes situées sur ses côtés pénètre dans les ventricules en suivant les replis des membranes ainsi que par le foramen de Bichat. Dans ce dernier point, les membranes sont le plus ordinairement si épaissies, que l'on peut regarder le liquide épanché dans les ventricules, comme n'étant dans certains cas que le résultat de la compression des veines principales qui se trouvent dans leur centre.

Troisième degré. Il n'est pas rare de voir l'infiltration purulente s'étendre sur la face supérieure des deux hémisphères, et dans ce cas on rencontre quelquefois des fausses membranes couenneuses entre les deux feuillets de l'arachnoïde, ainsi que dans les ventricules. On peut même y distinguer, lorsque la maladie a duré quelque temps, un commencement d'organisation. La première observation en offre un exemple remarquable.

On trouve aussi fréquemment, le long des vaisseaux principaux, des petites plaques lenticulaires formées par du pus infiltré dans le tissu sous-arachnoïdien. Ce sont ces plaques qui, en acquérant de la consistance, peuvent être prises plus tard pour des tubercules naissans.

Quant à l'encéphalite, M. Lallemand a tellement précisé ses caractères, qu'il est bien inutile d'y revenir ici; toutefois, qu'il me soit permis de donner quelques détails sur les ramollissemens des parties moyennes, qui me paraissent mériter une description particulière. Celui que je regarde comme résultant de l'inflammation, est caractérisé par le défaut de consistance des parties sans augmentation de volume; la substance blanche est diffluente et tout-à-fait semblable à de la crême. Quelquefois il est possible de distinguer sur les limites de l'altération de nombreux vaisseaux injectés du pointillé rouge; d'autres fois, au contraire, aucun vaisseau n'est apparent, on ne trouve aucun changement de couleur, aucune trace de suppuration; aussi M. Lallemand avoue-t-il que ce point d'anatomie pathologique est fort obscur et peu susceptible d'une démonstration positive. « Il » n'y a que l'analogie, ajoute-t-il, qui puisse » entraîner la conviction. » (Ouvrage cité, lettre IIe, p. 207.)

Certes, il n'y a pas de doute que cette persistance de la coloration naturelle ne rende le cas plus obscur; mais si l'on réfléchit que ces parties doivent, par leur structure, être plus facilement désorganisées que les autres; que les vaisseaux sanguins y sont bien moins nombreux que dans la substance grise; que les phénomènes qui précèdent et accompagnent cette altération sont tout-à-fait ceux des inflammations; qu'elle se trouve d'ailleurs le plus ordinairement sous la dépendance de la méningite; que dans ceux où l'injection sanguine est des plus évidentes, les symptômes n'ont pas présenté de différence; qu'enfin, le traitement antiphlogistique employé peut modifier le travail inflammatoire, on ne pourra se refuser à admettre l'inflammation comme cause du ramollissement franc que nous venons de décrire.

Il est une espèce de ramollissement qu'il est important de distinguer, c'est celui qui est la suite de l'infiltration, de l'imbibition des liquides. La partie qui en est affectée, a un aspect particulier; elle est comme boursoufflée, gonflée, on aperçoit, pour ainsi dire, le liquide qui écarte ses fibres; on ne rencontre jamais dans ce cas-là de pointillé rouge sur la limite de l'altération. Enfin, ce ramollissement ne s'observe que lorsqu'il y a épanchement dans les ventricules, tandis que le premier peut se rencontrer dans tous les cas, et se voir fort souvent sans aucun épanchement.

Pour ce qui est du liquide trouvé dans les ventricules, il présente des différences en quantité et en nature; ce n'est que lorsqu'il paraît avoir distendu un peu ces cavités, qu'on peut le considérer comme une lésion; la quantité variera donc suivant l'âge du sujet et le volume du cerveau. En général, deux ou trois onces peuvent être regardées comme une circonstance pathologique. Lorsque l'arachnoïde ventriculaire est saine, ainsi que les plexus choroïdes; lorsque la substance cérébrale n'est altérée dans aucun point, la sérosité est presque toujours limpide; elle devient trouble, purulente, lorsque les membranes qui forment les plexus choroïdes sont infiltrées de pus. J'ai même vu dans ce cas-là des fausses membranes couenneuses jaunes tapisser les parois des ventricules. Lorsqu'il y a encéphalite des parties moyennes, la sérosité peut paraître lactescente, ou contenir des débris floconneux, de la matière cérébrale ramollie. Je n'ai jamais rencontré d'épanchement séro-sanguinolent dans les ventricules, mais les auteurs en citent des observations nombreuses.

DU DIAGNOSTIC.

L'énumération détaillée de tous les symptômes dépendans de l'inflammation des membranes encéphaliques, de l'encéphalite elle-même et de l'épanchement, paraîtrait devoir me dispenser de parler du diagnostic de ces affections; cependant, comme des symptômes cérébraux se manifestent quelquefois chez les enfans pendant le cours de maladies thoraciques, abdominales ou autres; comme ces symptômes peuvent en imposer aux praticiens non prévenus, leur faire croire à des lésions qui n'existent pas, il ne sera pas tout-à-fait inutile de revenir là-dessus et d'indiquer les moyens de se préserver de l'erreur.

L'observation a appris aux médecins qui traitent beaucoup d'enfans, qu'il n'est pas très-rare de voir ces petits malades présenter des convulsions générales ou partielles, une roideur tétanique, d'autres fois un collapsus assez marqué, pendant le cours d'une maladie grave, étrangère à l'encéphale et le plus souvent peu de temps avant la mort, sans qu'à l'examen du cadavre les recherches les plus exactes puissent faire découvrir des altérations analogues à celles dont nous avons parlé; en un mot, sans que l'on puisse constater de lésion de l'encéphale ou de ses enveloppes.

L'observation les a convaincus que dans ce cas les symptômes ne présentent point dans leur développement cet ordre que nous avons indiqué, cette succession que l'on observe constamment dans l'inflammation des membranes encéphaliques; que les convulsions ou la roideur tétanique se manifestent subitement sans avoir été précédées de céphalalgie, de vomissemens bilieux; qu'ordinairement la respiration reste régulière; que les enfans ne présentent pas l'anxiété, les soupirs, les cris particuliers que nous avons indiqués; en un mot, que si cette affection ne laisse pas les mêmes traces sur le cadavre, elle ne présente pas non plus de similitude dans les phénomènes observés pendant la vie.

Ce sont ces considérations importantes qui ont engagé M. Guersent à appliquer à ces symptômes cérébraux le mot *ataxique*, pour les distinguer de ceux qui se rattachent aux altérations des organes encéphaliques, appréciables par nos sens. Cette dénomination a l'avantage de ne rien préjuger, le vague dans lequel elle laisse est en rapport avec celui dans lequel nous nous trouvons en effet; car je ne crois pas qu'à l'époque actuelle de la science, on puisse donner une explication satisfaisante de ces faits, du moins je n'en connais pas. Nul doute que le cerveau ne soit affecté pendant la vie, puisque ses fonctions sont altérées; mais de quelle manière l'est-il? c'est là que gît la difficulté; c'est à l'anatomie pathologique à jeter de la lumière sur ce point obscur de la science, c'est sur elle que doivent se fonder toutes nos espérances.

Les deux observations suivantes pourront donner une idée assez exacte de la marche de ces symptômes, et servir de point de comparaison.

Deux ans; entérocolite, diarrhée abondante, symptômes ataxiques; mort après quarante-huit heures.

Augustine Livrent, âgée de deux ans et trois mois, née à Paris, d'un tempérament lymphatique, fut apportée à l'hôpital des Enfans le 28 octobre 1824. Nous apprîmes de ses parens que depuis quinze jours l'enfant avait du dévoiement, et que depuis huit jours elle avait enflé. Voici l'état dans lequel elle était lors de son entrée.

Bouffissure de la face et des mains; légère infiltration des membres abdominaux; peau pâle, fraîche; langue blanchâtre, gonflée; dentition incomplète (16); pouls petit (104); sensibilité abdominale à la pression; évacuation de matières jaunâtres peu abondantes. M. Guersent diagnostique une entérocolite.

(Cinq sangsues à l'anus, mauve, sirop de gomme, diète absolue.)

Le 27, pas de changement sensible. (Bain de vapeur.)

Les jours suivans, augmentation de la diarrhée; on emploie des quarts de lavemens d'amidon et pavot, et l'on continue les bains de vapeur dans l'intention d'augmenter l'action de la peau.

Le 31, le dévoiement persistant, on emploie

l'eau gommée avec carbonate de chaux ℈j. par livre.

Le 1er novembre, nous trouvons la petite malade assoupie, et nous apprenons qu'elle est restée dans cet état depuis la veille; la bouffissure persiste, le ventre est moins tendu, non douloureux; le pouls, petit et faible, donne cent seize pulsations. (Vésicatoire à une jambe.)

Le 2, décubitus dorsal, tête portée en arrière, pupille gauche très-dilatée, criailleries lorsqu'on l'excite; dans la journée d'hier l'enfant n'a pas parlé, mais a reconnu les personnes qui l'entouraient; la langue est sale, pâle; la diarrhée persiste; la respiration n'est pas sensiblement inégale, nullement suspirieuse; le pouls est petit et donne quatre-vingt-dix pulsations. M. Guersent annonce que ces symptômes ne sont point dépendans d'une inflammation des membranes ou de l'encéphale, et les caractérise d'*ataxiques*; ils persistent jusqu'au soir; l'affaiblissement augmente, et la mort arrive à onze heures, deux jours après leur apparition.

Examen du cadavre fait soixante heures après la mort.

Bouffissure des membres et de la face; bonne conformation.

Appareil sensitif interne. Arachnoïde humide,

vaisseaux des membranes peu injectés, tissu sous-arachnoïdien non infiltré de sérosité; cependant les membranes s'enlèvent sans peine: elles sont transparentes, nullement épaissies, et dans l'état normal par excellence; les ventricules contiennent quelques gouttes de sérosité limpide; les parties moyennes sont fermes, nullement injectées, ainsi que les deux hémisphères, la protubérance et ses prolongemens; pas de sérosité à la base du crâne; même état normal des membranes dans toute l'étendue des scissures de Sylvius, aux environs des nerfs optiques et autour de la glande pinéale; cervelet parfaitement sain.

Appareil respiratoire. Muqueuse pulmonaire blanche, poumons rosés crépitans sans aucune trace d'altération; ganglions bronchiques sains; nulle adhérence des plèvres.

Appareil circulatoire. Dans l'état normal.

Appareil digestif. Muqueuse œsophagienne saine; muqueuse gastrique légèrement rosée, présentant vers la grosse extrémité quelques stries blanchâtres, où le derme n'est pas à nu, mais où le corps muqueux paraît aminci; la moitié supérieure de l'intestin grêle est saine et contient des matières bilieuses peu épaisses; dans sa moitié inférieure, la muqueuse est boursoufflée, injectée et pointillée de rouge; on trouve quelques ulcérations superficielles du corps muqueux près de la valvule; sa muqueuse est grisâtre et très-épaissie, celle des gros intestins est pâle dans les trois-quarts supérieurs; les follicules muqueux y sont développés et noirs dans leur centre; sa dernière portion est rougeâtre et bien plus épaisse que l'état naturel; annexes sains, ainsi que dans les autres viscères abdominaux.

Trois ans; bronchite légère, entérocolite; hémorrhagie, suite de l'application des sangsues; symptômes cérébraux ataxiques qui durent soixante heures et se terminent par la mort. — *Entérite.*

Elisa Landry, âgée de trois ans, apportée à l'hôpital des Enfans le 12 novembre 1824, paraissait souffrante et avait eu depuis quelque temps des vomissemens, du dévoiement et de la toux.

Le 13, à la visite, la peau est fraîche, le pouls peu développé (120), la langue est humide et rose dans sa partie antérieure, recouverte d'un enduit grisâtre vers sa base; le ventre est douloureux au toucher; la nuit dernière elle a eu une évacuation demi-liquide, et a rendu un ver; elle a été cependant assez tranquille et aurait bien reposé, sans la toux qui est assez fréquente. La poitrine examinée, on perçoit partout la respiration sans râle.

Diagnostic. Gastro-entérite, bronchite légère.

(Solution de gomme arabique, julep gommé, huit sangsues sur le ventre.)

Le sang coule abondamment; le soir, la malade n'eut pas de fièvre et toussa peu.

Nuit tranquille, pas d'évacuation.

Le 14, amélioration, ventre peu douloureux; même prescription, sauf les sangsues.

Dans la journée, les plaies des sangsues fournissent spontanément du sang en assez grande abondance; le soir, la petite malade paraît accablée.

Le 15 au matin, peau du tronc peu chaude, pouls (136), petit, compressible, décubitus sur le dos; tête fortement portée en arrière, roideur et contraction permanentes des muscles de la partie postérieure du tronc et du cou; yeux fixes, pupilles légèrement oscillantes; mâchonnemens, déglutition presque impossible; en pinçant la peau on n'excite ni cris ni plaintes. M. Guersent regarde ces symptômes comme *ataxiques*, se fondant sur leur apparition brusque à la suite d'une perte de sang assez considérable, sur le froid des extrémités.

Deux vésicatoires aux jambes.

Aucun changement dans la journée. Dans la nuit une évacuation de bonne nature.

Le 16, peau naturelle, pouls petit, serré (140);

tremblemens dans les membres supérieurs, roideur des muscles de la partie postérieure du tronc; oscillation peu marquée des pupilles; strabisme interne de l'œil droit. Soulevée sur son lit, la malade cherche à avaler de sa tisane, mais la déglutition paraît horriblement pénible et provoque la toux. Sinapismes aux cuisses; pendant le jour ces symptômes persistent, la peau se réchauffe un peu; le soir, la roideur est moindre, affaiblissement graduel; mort, le 17, à cinq heures du matin, soixante heures après l'apparition des symptômes cérébraux.

Examen du cadavre, cinquante heures après la mort.

Bonne conformation, embonpoint marqué.

Appareil sensitif interne. Les vaisseaux des méninges ne contiennent que peu de sang; l'arachnoïde est humide, transparente, non épaissie; légère infiltration de sérosité dans le tissu sous-arachnoïdien; les membranes se détachent avec facilité; les deux hémisphères sont parfaitement sains et fort consistans, un peu injectés; les ventricules contiennent quelques gouttes de sérosité limpide; il n'existe aucune trace de ramollissement des parties moyennes; les membranes de la base sont parfaitement saines; le mésocéphale et ses prolongemens, le cervelet et la moelle allongée sont très-fermes.

Le prolongemenl rachidien a à sa partie supérieure une consistance remarquable; on n'y observe ni injection ni changement de couleur; les membranes rachidiennes sont dans l'état normal.

Appareil respiratoire. Parfaitement sain, à l'exception d'une petite portion du lobe inférieur droit, qui est fortement engouée, et de quelques ganglions bronchiques gonflés et tuberculeux dans leur centre.

Appareil circulatoire. Dans l'état normal.

Appareil digestif. Œsophage sain, estomac revenu sur lui-même; sa muqueuse, fortement ridée, grisâtre, présente vers le pylore une plaque de pointillé rouge; elle n'est d'ailleurs ni épaissie ni ramollie; les deux-tiers supérieurs de l'intestin grêle contiennent des matières bilieuses et ne paraissent nullement malades; leur dernière portion est assez fortement injectée; des plaques boursoufflées, rougeâtres, s'y rencontrent; elles sont formées par un épaississement considérable du corps muqueux. Dans quelques points, ce dernier présente des plaques jaunâtres, formées par une matière analogue à du pus, infiltrée dans son épaisseur; ceci se remarque surtout vers la valvule. Les gros intestins, revenus sur eux-mêmes, sont parfaitement sains ; on ne rencontre aucun ver dans le tube digestif.

Autres viscères abdominaux sains.

DES CAUSES

DE

L'INFLAMMATION DES MEMBRANES ENCÉPHALIQUES.

L'étiologie de cette affection, décrite sous le nom d'hydrocéphale aiguë, a fixé d'une manière toute spéciale l'attention des auteurs. Tous ont cherché à reconnaître les causes de sa fréquence dans l'enfance, et ont laissé peu de choses à dire ; toutefois, comme ils ont dû être influencés dans ces recherches par leur manière de considérer l'affection, comme la plupart d'entre eux l'ont regardée comme une suite de la faiblesse de l'organe, il ne sera peut-être pas inutile d'y revenir. C'est en étudiant l'enfance que nous découvrirons les causes prédisposantes les plus importantes à connaître, puisqu'elles sont souvent les seules qu'il soit en notre pouvoir d'éviter.

§ Ier. *Causes prédisposantes.*

« L'enfance, comme l'a dit M. Guersent, est » exposée à presque toutes les maladies com- » munes à tous les âges, et de plus à beaucoup » d'autres qui lui sont particulières. » (1)

C'est l'époque de la vie dans laquelle l'organisation présente le plus de changemens, de développemens rapides, celle dans laquelle, à ce que je crois, l'équilibre physiologique se trouve le plus souvent rompu. Mais parmi les nombreuses maladies qui affectent les enfans, celles qui ont leur siége vers la tête paraissent les plus fréquentes. C'est ainsi que l'on observe un grand nombre de teignes, d'éruptions de la face, d'ophthalmies aiguës ou chroniques, d'engorgemens des ganglions sous-maxillaires, d'inflammations des membranes encéphaliques et de l'encéphale lui-même. On ne peut donc méconnaître la prédisposition de cette partie de notre corps à se trouver malade; l'observation ne permet pas d'en douter, et le raisonnement lui-même vient à l'appui de ce qu'elle nous montre. En effet, le volume proportionnel de la tête, et en particulier du crâne, plus consi-

(1) Dictionnaire de Médecine, t. VIII, p. 92.

dérable alors qu'à toute autre époque; doit nécessairement l'exposer à plus d'affections. La première dentition, qui survient peu après sa naissance, y concourt aussi en y appelant les fluides; elle doit être, dans bien des cas, le point de départ des affections de l'encéphale. Aussi observe-t-on plus souvent ces maladies, et en particulier l'inflammation aiguë des membranes, à dater du douzième et quinzième mois, époque à laquelle les dents commencent à paraître.

Les passions qui se développent dès que l'enfant est capable d'apprécier les rapports qui le lient à tout ce qui l'entoure, ne doivent-elles pas être aussi de terribles excitans du système nerveux en général, et du cerveau en particulier? On sait quelles impressions profondes peuvent produire sur des jeunes cœurs, la jalousie, l'envie, le sentiment de l'injustice; combien d'affections graves sont la suite de la frayeur, de la crainte d'un châtiment; et cependant il est bien peu d'enfans qui soient entièrement à l'abri de ces secousses morales, malgré l'attention la plus grande des parens à éviter tout ce qui peut les produire. La jalousie perce et se développe souvent presque spontanément, et sans que rien ne puisse plus la calmer.

Si nous ajoutons à la fâcheuse influence des passions celles que peuvent avoir les premières études souvent prématurées, la contention d'esprit que des parens aveugles exigent de ces petits êtres, nous concevrons aisément comment un organe si souvent irrité, si souvent le siége de véritables congestions, peut, à la moindre occasion, au moindre changement des fonctions, devenir le foyer où viennent converger toutes les irritations quelles qu'elles soient. Aussi tous les auteurs qui se sont occupés de cet objet, ont signalé une intelligence précoce, une sensibilité trop vive, une imagination ardente, comme des circonstances fâcheuses dans bien des cas et pouvant prédisposer à l'hydrocéphale aiguë (1).

Ces considérations suffisent, je pense, pour prouver que c'est à tort que l'on a avancé « que » la faiblesse du système nerveux en général » et du cerveau en particulier, est une prédis» position à l'hydrencéphale, et que la propo» sition inverse se rapproche bien plus de la

(1) On sait combien les facultés intellectuelles sont plus précoces chez les filles. Cela explique pourquoi la méningite est plus fréquente chez elles. La différence est même assez forte pour être bientôt aperçue, lorsqu'on fréquente pendant quelque temps l'hôpital des Enfans ; il serait curieux d'avoir des données précises sur ce fait, qui d'ailleurs m'a été confirmé par M. Guersent.

» vérité. » Il est bien important de s'entendre sur ce point, car la connaissance des causes prédisposantes doit nous guider dans l'emploi des moyens hygiéniques préservatifs, les seuls sur lesquels on puisse compter dans la plupart des cas, puisqu'il n'est que trop prouvé que la maladie une fois déclarée est presque toujours mortelle, qu'elle résiste alors à l'emploi méthodique des moyens les plus rationnels, de ces mêmes moyens que nous voyons assez fréquemment réussir chez l'adulte.

Un volume assez considérable de la tête, la présence d'éruptions chroniques du cuir chevelu, de suppurations anciennes des ganglions cervicaux, une dentition difficile soit dans les premiers temps de la vie, soit à l'époque où les dents temporaires sont remplacées, sont donc des circonstances qui prédisposent à l'inflammation des membranes encéphaliques, en faisant de la tête un centre de fluxion presque habituel. J'en pourrais dire autant des exutoires appliqués à la nuque, derrière les oreilles, qui agissent dans le même sens et sont souvent rendus plus nuisibles qu'avantageux par la place qu'ils occupent.

Toutes ces causes agiront jusqu'à l'époque de la puberté; mais alors la vie nouvelle qui s'établit dans les organes situés dans le bassin ou au dehors, le développement qu'ils acquièrent, la sécrétion qui s'y opère, deviennent les plus puissans dérivatifs, et soustrayent l'encéphale à l'influence des causes que nous venons d'énumérer. Il ne se trouve plus sujet, comme les autres organes, qu'aux causes efficientes, jusqu'à ce que l'âge, en faisant retomber dans l'inaction l'appareil générateur, vienne rompre l'équilibre et rendre de nouveau le cerveau plus sujet aux diverses affections morbides.

§ II. *Causes efficientes.*

Quant aux causes efficientes ou déterminantes, les seules qui nous soient bien connues sont celles qui agissent mécaniquement, telles que les coups, les chutes sur la tête, les plaies des tégumens du crâne avec ou sans fracture, les brûlures profondes; on pourrait y joindre encore ces cas dans lesquels l'irritation se porte évidemment d'un point à un autre, comme lorsque la maladie se déclare après la répercussion d'un exanthême de la face ou du cuir chevelu; mais ceux dans lesquels la cause efficiente nous échappe, ou du moins ne peut être que soupçonnée, sont bien plus nombreux; c'est alors que l'on a cherché dans la présence des vers dans les voies digestives une cause d'hydrocéphale aiguë ; que d'autres fois on a attribué la maladie à une intus-susception des intestins, enfin à l'inflammation générale ou partielle des viscères thoraciques ou abdominaux. La gastro-entérite en particulier a été regardée comme étant la cause première de l'inflammation des membranes encéphaliques ou de l'encéphale, ou du moins comme la précédant sans cesse. Voyons-nous que les faits soient tous en rapport avec cette théorie? je ne le pense point. Je crois au contraire que les choses ne se passent pas toujours ainsi, et que les enfans qui présentent les premiers symptômes de l'inflammation des membranes encéphaliques, peuvent se trouver dans des circonstances très-différentes. On pourrait même les rapporter à trois états particuliers, cette distinction devant être très-utile dans le choix du traitement.

Premier état. Des enfans maladifs valétudinaires, depuis un assez long temps affectés de maladies chroniques des poumons ou des intestins, dont les fonctions digestives ne sont point régulières, présentent souvent tous les symptômes de l'inflammation des membranes encéphaliques ; la maladie marche lentement, mais avec régularité, et amène la mort du douzième au quinzième jour, quelquefois même plus tard. Pouvons-nous regarder alors la pneumonie chronique, l'entérocolite, comme causes de la dernière affection? La chose est bien douteuse; car d'un côté nous voyons beaucoup d'individus dans les mêmes circonstances succomber sans la présenter, et d'autres fois celle-ci survenir sans avoir été précédée d'aucune affection de ces organes.

Deuxième état. Des enfans habituellement bien portans et d'une bonne constitution, présentent à l'occasion d'un écart de régime, ou d'une autre cause irritante de l'appareil digestif, tous les symptômes de l'embarras gastrique; l'état de la langue, la sensibilité de l'épigastre, la soif vive, l'inappétence et la chaleur de la peau ne peuvent la laisser méconnaître; la maladie marche, la gastro-entérite se dessine; mais bientôt les membranes encéphaliques se prennent et donnent lieu à de nouveaux symptômes, ceux que nous avons indiqués; symptômes qui attirent presque toujours toute l'attention du médecin. Les malades ne tardent pas à succomber, et on trouve, à l'examen du cadavre, les traces évidentes d'une gastro-entérite et d'une méningite: nul doute dans ces cas-là, que l'estomac ne soit le point de départ, que la gastro-entérite n'ait précédé, et que la seconde affection n'ait été due à la première; qu'enfin, la gastro-entérite ne puisse être regardée comme la cause déterminante de l'inflammation des membranes encéphaliques.

Troisième état. Mais il arrive aussi qu'au milieu de la plus parfaite santé, des enfans forts et vigoureux offrent subitement tous les symptômes du début de cette affection, et que les vomissemens bilieux (que l'on devrait nommer sympathiques) en imposent alors aux partisans de la gastro-entérite, qui devraient cependant reconnaître, à l'état naturel de la langue, à l'insensibilité de l'épigastre, à l'absence de la soif et des autres symptômes gastriques, que l'estomac n'est pas le siége de l'affection principale; qu'il n'est irrité, ainsi que le foie, que secondairement. En effet, la maladie marche; l'enfant succombe en peu de jours, sans avoir présenté aucun autre symptôme du côté de l'estomac; et à l'examen du cadavre on le trouve parfaitement sain ainsi que les intestins. Je persiste à croire que dans des cas semblables (*voyez* Observations VIII et XI), les vomissemens bilieux de la première période ne sont qu'une suite de la méningite; que c'est elle qui les provoque; qu'on peut les comparer à la douleur sus-orbitaire que l'on ressent au début de la gastro-entérite; douleur sur laquelle on aurait autant de droits d'appeler l'attention, et que l'on pourrait regarder aussi comme le point de départ de la gastro-entérite, quoiqu'elle ne soit réellement que sympathique.

On conçoit aisément l'importance que l'on doit mettre à préciser l'état dans lequel se trouve le malade au moment du début, car c'est d'après cet état que l'on dirigera le traitement vers tel ou tel organe; et si on méconnaît celui d'où partent les désordres, on perdra un temps précieux. Ces vomissemens bilieux, par exemple, regardés, il y a quelques années, comme suite d'un embarras gastrique, engageaient les médecins à recourir de suite à l'emploi des vomitifs répétés; et lorsque les vomissemens cessaient naturellement, la maladie parcourant ses périodes, ils croyaient alors avoir eu à traiter une fièvre billeuse, puis une hydrocéphale aiguë. Il est tellement vrai que dans la plupart des cas ces vomissemens sont sympathiques et n'existent que dans la première période, que l'on a donné plus tard, comme symptôme de l'hydrocéphale aiguë, l'impossibilité de faire vomir passé les premiers jours. (*Voy.* Coindet, ouv. cité.) Dans ces cas, les partisans outrés de la gastro-entérite commettraient la même faute en appliquant des sangsues à l'épigastre, au lieu de chercher de suite à enlever l'inflammation des méninges par la saignée générale, les sangsues appliquées au cou, derrière les oreilles, aux narines, etc.

Mais avant de terminer l'examen des causes efficientes, nous devons nous occuper des tubercules de l'encéphale et de leur influence sur le développement de la méningite. Doivent-ils, dans tous les cas, être regardés comme cause déterminante? Je ne le pense point; nul doute qu'un enfant dont l'encéphale contient un ou plusieurs tubercules n'y soit prédisposé; mais dire, lorsque la maladie se déclare, qu'elle est la suite nécessaire de ces tubercules, c'est aller plus loin que les faits. Que trouve-t-on, en effet? dans certains cas, une inflammation des membranes coïncidant avec des tubercules du cerveau, du cervelet ou du mésocéphale. Je dis coïncidant, car souvent l'inflammation a son siége à la base du cerveau, tandis que les tubercules sont placés à la partie supérieure des hémisphères, loin de l'affection aiguë qui a tué le malade, et sans qu'on puisse trouver d'altération de la substance cérébrale qui les avoisine. Cependant il est vrai de dire que le plus ordinairement on la rencontre ramollie, et que l'on reconnaît les traces d'une véritable encéphalite. J'ai voulu montrer seulement qu'il ne peut y avoir que coïncidence, et que l'inflammation des membranes peut se développer chez ces enfans tuberculeux, comme elle l'aurait fait chez d'autres, dont l'encéphale serait parfaitement sain. Une fois déclarée, la maladie march de la même manière; ce n'est que par la connaissance de ce qui a précédé, que l'on peut être conduit à soupçonner l'existence des tubercules; par exemple, si le malade a éprouvé des accès convulsifs, bornés à un seul côté, quelquefois à un seul membre : si ces accès, d'abord éloignés, sont devenus de plus en plus fréquens, et que les muscles aient perdu peu-à-peu de leur énergie, on devra craindre une altération organique, profonde et ancienne. J'ai vu souvent M. Guersent diagnostiquer des tubercules de l'un ou de l'autre hémisphère, d'après ces symptômes et l'aspect général du malade, et l'examen du cadavre confirmer la justesse du diagnostic.

Il faut remarquer, néanmoins, que les tubercules ne produisent pas toujours des symptômes aussi tranchés ; ce n'est que lorsqu'ils ont acquis un certain volume, volume qui doit varier selon la rapidité de leur développement; seulement on peut dire que plus leur accroissement sera lent, moins les symptômes seront remarquables, proportionnellement. Il pourra même arriver que, l'époque de la puberté survenant, la maladie soit arrêtée dans sa marche et ne donne plus lieu à aucun symptôme; c'est ce que sembleraient prouver certains cas de tubercules trouvés dans l'encéphale d'adultes morts accidentellement et sans avoir présenté, pendant les dernières années de leur vie, aucun signe capable de les faire soupçonner.

DU PRONOSTIC.

Le pronostic est le seul point sur lequel la plupart des auteurs se trouvent d'accord. Presque tous ont reconnu le danger qui accompagne cette maladie, presque tous ont regardé la mort comme la terminaison la plus fréquente. Le petit nombre de ceux qui avaient cru guérir près de la moitié des malades, d'autres fois le quart ou le cinquième, s'étaient évidemment trompés, et avaient pris pour inflammation des membranes, ou pour hydrocéphale aiguë (car je crois avoir bien démontré que ces deux dénominations désignent la même affection), des maladies qui ne l'étaient pas. Le mercure, qui, selon Perceval, guérissait onze malades sur vingt-six, n'a pas eu de succès lorsqu'on l'a employé dans de véritables méningites. Il en a été de même de tous les prétendus remèdes héroïques vantés et rejetés tour-à-tour.

Je pense avoir vu un petit nombre de cas dans lesquels l'affection a été arrêtée à son début; je dis je pense, car je ne puis avoir là-dessus de certitude mathématique. Il reste toujours un doute; lorsque l'on n'a pu observer la seconde période, on n'a que des probabilités. Quant à l'inflammation des membranes encéphaliques, arrivée à la troisième période, je ne l'ai jamais vue se terminer heureusement, et je crois n'être pas le seul. Des médecins qui ont vu et traité un grand nombre d'enfans atteints de cette fâcheuse maladie, m'ont avoué n'avoir jamais constaté de succès. Je parle toujours de la troisième période. On ne peut s'empêcher d'être effrayé d'une ténacité si grande, telle qu'on ne la retrouve pour aucun autre organe: en effet, les inflammations des viscères thoraciques et abdominaux, chez les enfans, sont peut-être plus faciles à combattre que chez les adultes, les remèdes agissent avec une rapidité surprenante; l'encéphale seul, une fois affecté, résiste à tout, aux moyens les mieux indiqués, les plus méthodiquement administrés. Nul doute qu'un traitement sage ne préserve beaucoup de malades; j'en ai la preuve dans ce que j'ai observé à l'hôpital des Enfans. Rarement les gastro-entérites, combattues de prime abord, se sont compliquées de méningite, et le plus grand nombre des malades qui ont succombé à cette affection y avaient été amenés pendant la seconde période, quelquefois même dans la troisième.

DU TRAITEMENT.

Si la division des causes en prédisposantes et en efficientes nous conduit à distinguer le traitement en préservatif et curatif, l'exposé de la marche et de la terminaison de la maladie doit appeler spécialement notre attention sur le premier, sur le choix des moyens destinés à éloigner une affection qui, une fois déclarée, est presque toujours au-dessus des ressources de l'art; elle doit nous engager à étudier davantage l'enfance et à chercher sans cesse à mieux apprécier l'influence des divers moyens que nous employons pour l'élever et la conduire.

§. Ier. *Traitement préservatif.*

C'est dans l'hygiène de l'enfant que nous devons trouver notre sauve-garde; c'est en donnant une direction convenable au développement de ses facultés physiques et intellectuelles, que nous parviendrons à rendre la méningite moins fréquente ou peut-être moins grave.

Le but que nous devons nous proposer sans cesse, est de diminuer le plus possible l'afflux des liquides vers la tête, les congestions cérébrales, et de hâter le développement des parties inférieures, d'y augmenter la vie, d'y entretenir toujours une circulation active.

Il faudra donc renoncer à l'usage aussi fâcheux que généralement répandu, qui consiste à couvrir spécialement la tête de l'enfant au moment de sa naissance; abandonner les trois ou quatre bonnets dont on l'affuble le plus ordinairement, pour le remplacer par un seul, de toile, de coton ou de laine, suivant la saison et le climat.

Il faudra, en outre, éviter avec soin de gêner ses mouvemens et la circulation par des langes trop serrés; avoir soin de vêtir convenablement les membres inférieurs, qui sont presque toujours disposés à se refroidir.

On pourra même renoncer à toute coiffure, dès que les cheveux auront acquis une certaine longueur ou lorsque l'enfant sera assez fort pour marcher, il suffira de le préserver, au moyen d'un chapeau de paille ordinaire, de l'ardeur du soleil. Des lotions froides, soir et matin, sur la face et même la tête, agiront dans le même sens, surtout lorsqu'on employera simultanément des pédiluves chauds, ou mieux encore des frictions sèches, sur le tronc et les membres inférieurs, si utiles pour entretenir l'action de la peau et s'opposer aux congestions intérieures.

Probablement qu'en se conduisant ainsi, on rendra plus rares les exanthêmes de la face ou des tégumens du crâne, exanthêmes qui deviennent eux-mêmes une cause de fluxions vers la tête, et qui, plus tard, venant à être supprimés par des causes accidentelles, peuvent déterminer la méningite.

Mais ce qui doit surtout appeler l'attention du médecin et des parens, c'est l'air dans lequel les enfans se trouvent plongés; il est de toute nécessité qu'il ne soit ni trop chaud ni trop sec, ni chargé de miasmes; on devra donc ne pas les renfermer dans des appartemens chauffés par des poêles, et ne jamais réunir un certain nombre d'enfans en bas-âge dans une chambre peu spacieuse, surtout pour y passer la nuit. Il faut avoir fréquenté les hôpitaux des enfans pour se faire une idée juste de l'influence fâcheuse de l'air chargé des miasmes qui se dégagent sans cesse de leurs corps et de leurs vêtemens imbibés d'urine. Nul doute que ce ne soit à cette seule circonstance que doive être attribuée la mortalité considérable observée dans les salles destinées aux plus jeunes enfans, à ceux qui urinent encore au lit. Quand parmi eux on en place qui n'ont que de très-légères indispositions, on ne tarde pas à les voir pâlir, s'affaiblir, s'étioler, et être pris le plus souvent de catharrhe pneumonique ou d'entérocolite, maladies qui dans ces fâcheuses circonstances sont toujours graves. La plus forte constitution ne les met pas à l'abri de la débilité résultant de l'insalubrité de l'air qu'ils respirent sans cesse; et cette débilité elle-même, loin de préserver des inflammations en général, paraît y prédisposer certains organes. C'est pendant l'époque destinée à l'accroissement rapide du corps, que l'intégrité de toutes les fonctions est surtout nécessaire; plus tard, lorsque le développement sera achevé, l'homme résistera mieux à ces causes de maladies. L'exercice en plein air réunit pour les enfans bien des avantages; il développe le système musculaire et tend à rétablir l'équilibre, en diminuant la prédominance du système nerveux; on devra donc chercher à le leur rendre agréable, surtout à ceux qui paraîtraient naturellement les moins disposés à l'aimer. Il ne faut pas croire pouvoir suppléer à la marche et à la course par la voiture, les escarpolettes ou les carrousels ; ces derniers moyens surtout doivent être plus nuisibles qu'utiles ; en favorisant les congestions vers la tête, il ne faut jamais perdre de vue que ce sont les membres inférieurs qui demandent à être exercés, que ce sont eux que nous devons chercher à développer.

Je n'ai rien à dire sur le choix des alimens et des boissons ; sur ce point tout le monde est d'accord, et la plupart des médecins ont recommandé d'éloigner de la table des enfans en santé les mets composés, irritans ou de difficile digestion, les boissons excitantes ; ce n'est que comme médicamens que les toniques sont administrés, et ce serait trop s'éloigner de mon sujet que d'examiner si on abuse de ces moyens ; mais le médecin ne devrait pas se contenter de diriger le développement des facultés physiques de l'enfant, il devrait aussi veiller sur la direction que l'on donne à son esprit. Malheureusement cette vérité n'en est pas une pour la plupart des parens, qui regardent l'éducation morale comme tout-à-fait hors du domaine de la médecine ; comme si l'on pouvait séparer les facultés intellectuelles des organes qui les mettent en jeu ; aussi, M. Rostan, dans son excellent article, *Enfant* (Dict. de Méd., tom. VIII), a-t-il beaucoup insisté sur ce point et démontré la nécessité de faire concorder l'éducation morale et physique de l'enfant. Selon cet habile médecin : « *Exercer l'intelligence* » *d'une manière tellement convenable, qu'elle puisse* » *atteindre son dernier degré de développement*, est le but que l'on doit se proposer dans toute éducation.

N'aurait-il pas pu ajouter que dans bien des cas on doit renoncer à y parvenir, et ne pas même le tenter, dans la crainte de compromettre la santé et même la vie de l'individu. Devra-t-on, en effet, chercher à développer l'intelligence d'un enfant faible, dont la tête est volumineuse, et qui paraît essentiellement prédisposé aux affections cérébrales? ne faudra-t-il pas, au contraire, éviter tout ce qui pourrait réveiller l'action de l'organe déjà trop actif, et s'appliquer d'abord à rétablir l'équilibre, à préparer une santé qui puisse plus tard résister à tout et permettre tous les genres d'études? Si, comme tous les auteurs l'ont fait remarquer, l'hydrocéphale aiguë est bien moins fréquente dans la campagne, n'est-ce pas, d'un côté, à l'exercice en plein air, auquel se livre l'enfance, de l'autre, à la liberté dont on le laisse jouir plus long-temps, que nous devons rapporter cette différence?

Tâchons donc de nous rapprocher le plus possible des habitudes des provinces; imitonsles en ce point. Ne cherchons plus à avoir des petits hommes de dix ans, qui plus tard, comme l'a dit Rousseau, seraient de grands enfans.

C'est en se pénétrant des maximes du philosophe de Genève, que nous parviendrons à diminuer les maux de l'enfance, ou à les rendre plus faciles à combattre.

Il est inutile d'ajouter que l'on doit, autant que possible, éloigner les passions vives qui exercent une fâcheuse influence sur toute l'économie, et en particulier sur l'encéphale, éviter de les mettre en jeu, et les réprimer de bonne heure. On conçoit aisément que tous ces détails sont du ressort de l'hygiène, et que je ne puis qu'indiquer les points saillans, les données principales que je crois bonnes à suivre dans l'éducation physique et morale de l'enfant. Mais il ne suffit pas d'indiquer ce qu'il y a à faire lorsque l'enfant est bien portant; il faut encore appeler l'attention des médecins sur la manière de traiter en général ses affections, puisque nous avons vu que la méningite vient compliquer des affections chroniques des principaux viscères, et que l'on peut regarder celles-ci comme prédisposant à cette maladie. On conçoit facilement, par exemple, que la congestion cérébrale qui a lieu dans chaque quinte de toux, dans la bronchite simple, la coqueluche, etc., doit irriter l'encéphale, et devenir peut-être plus tard une cause déterminante de la méningite elle-même. Il importera donc de ne point laisser vieillir ces inflammations, de les combattre vivement, et de ne pas s'exposer, en temporisant, à voir chaque jour l'affection devenir plus difficile à déraciner. On a cru trop long-temps que la saignée générale ne pouvait être pratiquée chez les enfans en bas âge, et qu'il leur était impossible de rester quelques jours à une diète absolue. Heureusement que quelques médecins plus hardis ont tenté de les y soumettre. Alors on a vu l'expérience renverser la théorie des praticiens de cabinet; elle a démontré et démontre chaque jour que dans l'enfance la circulation est si active, que l'on n'a pas à redouter les accidens que l'on observe dans l'âge adulte; en un mot, que l'on peut, toutes choses étant égales d'ailleurs, employer de préférence la saignée générale chez les enfans. Je n'en ai jamais vu tomber en syncope, quoique dans bien des cas j'aie dû tirer en peu d'instans deux, trois et jusqu'à quatre poëlettes de sang.

Si les affections chroniques des poumons sont si fréquentes chez les enfans, si l'on en voit un si grand nombre succomber à la pneumonie tuberculeuse, c'est que l'on laisse vieillir les bronchites, c'est que l'on n'ose combattre les pleurésies et les pneumonies aiguës, c'est que l'on craint de refuser les alimens. Toutefois, depuis que des médecins observateurs, appelés dans les hôpitaux destinés à l'enfance, ont osé secouer le joug de la routine, tenter de se frayer une route nouvelle, depuis surtout qu'animés par l'amour de la science, ils n'ont pas craint de répandre les lumières, fruits de leur expérience, on a vu l'obscurité qui environnait ces maladies de l'enfance se dissiper peu-à-peu, et cette partie de la thérapeutique restée jusqu'alors en arrière, tendre à se mettre au niveau des autres.

§. II. *Traitement curatif.*

J'arrive maintenant au traitement curatif, à celui que l'on met en usage, la maladie étant déclarée; ici on a l'avantage d'être d'accord sur sa nature. Personne ne s'opposera, je pense, à regarder la sérosité gélatineuse ou puriforme accumulée dans le tissu sous-arachnoïdien, épaissi, injecté de la base de l'encéphale, comme caractérisant suffisamment la maladie, et justifiant le nom de méningite qu'on lui a donnée: quoique plus grave qu'aucune des autres inflammations, par les circonstances dans lesquelles se trouve l'organe affecté, il n'en est pas moins vrai que l'on ne peut guères chercher à la combattre que par les moyens que l'expérience nous a appris à regarder comme les meilleurs antiphlogistiques. Ces moyens, que l'on doit modifier selon l'état du malade au début de cette affection, se rapportent à deux ordres principaux, *les antiphlogistiques directs* et *les dérivatifs*.

Parmi les premiers, nous trouvons la saignée générale et locale, les réfrigérans ou répercussifs, telles que les lotions froides, les affusions, les applications de glace sur la tête.

Parmi les seconds, nous trouvons trois classes de dérivatifs, ceux appliqués à la peau (sinapismes, vésicatoires, sétons, moxas, frictions simples ou irritantes); ceux appliqués sur les membranes muqueuses, tels que les poudres sternutatoires, les vomitifs, purgatifs; enfin ceux qui portent leur action sur des organes sécréteurs, les glandes, tels que les sialalogues, les diurétiques, etc.

Examinons successivement le degré de confiance que peuvent nous présenter ces divers moyens, et les cas dans lesquels ils paraissent spécialement indiqués.

Des Antiphlogistiques directs.

Saignée générale.

Indiquée spécialement dans la première période et employée avec hardiesse à cette époque sur des enfans forts et vigoureux, la saignée générale a eu presque constamment des succès marqués. Je l'ai vue procurer du soulagement et l'amendement des symptômes dans les deux premières périodes. Aussi, je n'hésite pas à la regarder comme le premier moyen thérapeutique que nous possédions, comme étant celui sur lequel nous devons le plus compter, surtout dans les méningites débutant franchement sans que l'individu soit affaibli par des maladies antérieures. Presque tous les auteurs en ont fait l'éloge. MM. Parent et Martinet, entr'autres, la mettent au premier rang ; mais tous ne se sont point accordés sur la manière de la pratiquer, et sur le choix des vaisseaux à ouvrir. Voyons ce que paraît démontrer l'expérience.

Lorsque la face est vultueuse, la congestion cérébrale très-considérable ; lorsque les veines jugulaires distendues par le sang se dessinent sous la peau, nul doute qu'il n'y ait de l'avantage à les ouvrir largement; on agit alors directement, et l'effet produit est des plus marqués. Dans ce cas, aucune ligature n'étant nécessaire pour rendre possible l'ouverture de la veine et l'issue du sang, on évite cet inconvénient, qu'on lui a reproché à juste titre dans d'autres circonstances.

Mais lorsque cette indication n'a pas lieu, lorsque la congestion cérébrale est moins considérable, c'est la saignée du pied que l'on doit préférer; non-seulement elle agit comme déplétive, mais encore comme dérivative, en activant la circulation vers les extrémités inférieures; malheureusement elle n'est souvent pas praticable chez les jeunes enfans. On pourrait alors, comme on l'a conseillé, placer les pieds dans l'eau très-chaude, tandis que l'on ouvrirait une veine du bras. Je crois en effet que l'on ne doit avoir recours à cette dernière saignée que lorsque l'on ne peut pas faire mieux.

Au reste, quelle que soit la veine choisie, il faudra toujours l'ouvrir largement, de manière à pouvoir en très-peu de temps tirer seize ou vingt onces de sang. Souvent on n'obtient pas ce que l'on attendait d'une saignée, parce qu'elle n'a pas été pratiquée de cette manière; l'effet produit est tout différent.

Mais si l'on ne trouvait pas de veine assez volumineuse pour fournir une quantité suffisante de sang, que faudrait-il faire? Ce serait le cas, je pense, d'ouvrir l'artère temporale : c'est là, il me semble, la seule indication qui autorise cette saignée; du moins je n'en connais pas d'autre chez les enfans.

Le pouls, la peau et les muqueuses doivent être nos régulateurs dans l'emploi de la saignée générale; c'est d'après leur état que nous pouvons décider si l'on doit y revenir une seconde ou une troisième fois, ou employer la saignée locale. Aussi on ne doit rien négliger pour bien saisir l'indication. Il faut toujours palper l'enfant dans tous les sens, surtout vers les extrémités; examiner avec soin les muqueuses oculaire, nasale et buccale; s'assurer de leur température, explorer les battemens du cœur; car souvent on peut être trompé par l'état du pouls et croire dans la circulation une faiblesse qui n'existe pas réellement, du moins vers le centre. Rien ne doit être omis, car c'est d'après l'ensemble de toutes ces circonstances que l'on devra se décider. On ne peut donner ici des règles bien précises; il faut voir le plus possible, rien ne devant suppléer à l'habitude, elle seule étant capable de vous douer de ce tact médical si rare et si précieux, que nous devons tous nous efforcer d'acquérir en fréquentant les hôpitaux; et cela est surtout indispensable lorsque l'on est appelé à donner des soins aux enfans. Si l'on n'a pas beaucoup vu on court risque de se tromper et de commettre dans bien des cas des erreurs fâcheuses.

Saignée locale.

On emploie fréquemment la saignée locale concurremment avec la générale; mais le plus ordinairement on y a recours lorsqu'on n'ose point tenter de nouveau cette dernière, ou même lorsque la faiblesse du malade paraît la contre-indiquer tout-à-fait. Son utilité dans ce cas est assez généralement reconnue pour qu'il soit inutile d'insister sur ce point; il nous reste seulement à examiner les divers moyens conseillés pour la pratiquer, et les lieux dans lesquels il est convenable de la placer.

Ces moyens sont les scarifications simples, les ventouses scarifiées et les sangsues. Quant aux scarifications simples, elles ne peuvent réussir que sur la membrane muqueuse nasale, et me paraissent devoir être assez douloureuses et d'un emploi difficile. Comment pourra-t-on ne tirer qu'une quantité de sang déterminée? Sera-t-il toujours aisé d'arrêter son écoulement? N'a-t-on pas à craindre qu'il passe en partie dans l'arrière-bouche et le pharynx? la position pour obtenir son issue en avant ne doit-elle pas gêner beaucoup les malades, et dans certains cas être impossible à conserver, à cause du renversement de la tête en arrière? Les ventouses scarifiées n'ont pas tous ces inconvéniens; elles ont même l'avantage d'obtenir la quantité de sang désirée; mais d'un autre côté elles sont bien difficiles à appliquer sur les enfans, surtout dans le voisinage de la tête, à cause de la disposition des parties, des cris et des mouvemens qu'elles occasionent. Bien souvent je me suis vu forcé d'y renoncer et de les remplacer par des sangsues. Celles-ci réunissent à peu de chose près tous les avantages, mais exigent seulement beaucoup de soin et de prévoyance; car chez les enfans elles peuvent amener une perte de sang considérable. Il faut donc surveiller l'écoulement, être muni des objets nécessaires pour y mettre promptement un terme. Ce qui n'est pas toujours très-facile. (1)

Quant à l'endroit où il faut appliquer les

---

(1) Le meilleur procédé pour y parvenir consiste à saisir la partie mordue entre le pouce et l'indicateur gauche, à la faire saillir de manière à mettre en évidence le fond de la petite plaie, et à pouvoir cautériser légèrement avec un crayon fin de nitrate d'argent fondu. On a l'avantage, en pinçant ainsi les tégumens, d'arrêter complètement l'écoulement pendant que la cautérisation a lieu.

sangsues, il convient, il me semble, de se rapprocher le plus possible du siége de la douleur. Presque toujours, comme nous l'avons vu, les malades la rapportent au front; on pourra donc les placer aux tempes, ou à la partie antérieure des fosses nasales, aux narines. Je serais tenté de préférer ce dernier point, d'après les succès obtenus par M. le Professeur Chaussier, dans les céphalalgies opiniâtres qui se manifestent chez les femmes en couche, céphalalgies qui ne sont souvent que le prélude de la méningite. Il n'y a pas de doute que les vaisseaux de la muqueuse nasale n'aient des rapports très-directs avec ceux des membranes de la base de l'encéphale, et que cette disposition anatomique n'explique assez bien les bons résultats obtenus. D'ailleurs, on pourra se guider d'après l'état de la muqueuse elle-même. Si elle paraît fort rouge, injectée, comme dans un état de pléthore, on devra la choisir de préférence à un autre lieu. Ne voit-on pas souvent la nature tenter de se débarrasser par cette voie, et de violentes épistaxis devenir des crises heureuses au début d'une méningite; nous n'avons rien de mieux à faire ici que de l'imiter.

Si quelque circonstance contre-indiquait leur emploi dans ce point, on pourrait les appliquer derrière les oreilles, les apophyses mastoïdes, ou sur les côtés du cou.

Enfin, lorsqu'il y a complication de gastro-entérite, on doit chercher à la combattre, surtout si elle a précédé, et dans ce cas les sangsues appliquées à l'épigastre sont presque le seul moyen à employer. Il est souvent même utile d'attaquer en même-temps les deux parties malades, surtout lorsque le sujet est vigoureux et la gastro-entérite bien évidente; une double saignée locale paraît être bien préférable dans ce cas-là à une saignée générale.

Des Réfrigérans.

Je considère comme antiphlogistiques directs les réfrigérans employés localement, tels que les compresses imbibées d'eau froide ou d'oxycrat, la vessie remplie de glace pilée, que l'on place sur la tête; enfin, les affusions froides sur cette même partie. Tous ces moyens agissent, 1°. en enlevant du calorique; 2°. en diminuant l'afflux du sang vers la tête, lorsqu'on a soin de prolonger leur application bien plus qu'on ne le fait ordinairement.

Ils n'agissent comme antiphlogistiques qu'employés de la sorte et graduellement, de manière à empêcher complètement la réaction qui se manifeste si on les cesse trop tôt. Aussi, doit-on renoncer à leur usage dans les hôpitaux, où les malades sont abandonnés pendant la nuit à des gardes souvent des moins intelligentes, trop peu nombreuses dans tous les cas pour veiller à tous ces objets de détails; mais en ville, on en obtiendra de bons effets, je n'en doute pas, d'après ce que j'ai eu l'occasion d'observer dans quelques cas de congestion cérébrale compliquant des gastro-entérites et faisant craindre la méningite.

On devra alors commencer par employer de l'eau ou de l'oxycrat, à quinze ou vingt degrés, suivant la saison, et diminuer d'un ou deux degrés, à mesure que la peau s'y habitue et que le premier effet cesse. On viendra ainsi graduellement jusqu'à quatre ou cinq degrés au-dessus de zéro, et il faudra s'y tenir. Au reste, le degré de froid supportable variera selon les individus; on doit éviter autant que possible, qu'il occasione un sentiment désagréable; il faut, au contraire, que le malade s'en trouve bien, c'est là la meilleure règle à suivre. Je préfère beaucoup les compresses imbibées de liquide, employées ainsi d'une manière continue, à la glace pilée, que l'on applique pendant peu de temps toutes les deux ou trois heures, car elle m'a toujours paru faire plus de mal que de bien, par la réaction à laquelle elle donne lieu.

Les réfrigérans sont indiqués de suite après les premières saignées; c'est là le moment opportun, surtout si l'on sait favoriser leur action par l'emploi des dérivatifs sur les extrémités inférieures : une fois que tous les symptômes de la dernière période ont lieu, ils sont tout-à-fait inutiles et même nuisibles. En général, on ne devra jamais les tenter lorsque la peau de la face et les tégumens du crâne n'offriront pas un peu plus de chaleur que dans l'état naturel.

Quant aux affusions froides générales, je ne sais trop où les classer, tant leur action varie suivant les individus; le seul effet constant, c'est la diminution instantanée du calorique. Quant à la réaction qu'ils occasionent vers la peau, elle n'a pas toujours lieu; serait-elle d'ailleurs constamment utile, c'est ce qu'on ne sait pas non plus. Elles peuvent être fort avantageuses dans d'autres affections, telles que des scarlatines intenses, le typhus, certaines gastro-entérites; mais dans la méningite des enfans, elles m'ont paru plutôt nuisibles; et M. Coindet, qui en a retiré, dans le typhus en particulier, des effets miraculeux, dit qu'ayant été conduit à les employer dans l'hydrocéphale à cause de quelques rapports dans les symptômes, elles lui ont paru avoir hâté manifestement la mort des malades.

Des Dérivatifs.

Je divise les dérivatifs d'après les divers organes sur lesquels ils agissent, en cutanés, muqueux et glandulaires.

Dérivatifs agissant sur la peau.

Les premiers sont les plus faciles à mettre en usage, ceux dont on peut le mieux suivre et apprécier l'action, ceux que l'on peut disséminer peut-être sur une plus grande surface sans crainte d'aller trop loin; aussi sont-ils les plus généralement employés, surtout pour les enfans chez lesquels la peau jouit d'une si grande activité.

Ces dérivatifs sont fort nombreux, et présentent dans leur mode d'action quelques variétés.

Les uns agissent presque instantanément, sans qu'il soit besoin d'attendre un certain temps, mais avec une intensité différente. Parmi eux nous trouvons l'eau chaude (40, 50 degrés Réaumur), simple ou rendue irritante par l'addition de moutarde, de muriate de soude, d'acide hydrocyanique, ou d'autres substances; les cataplasmes chauds légèrement sinapisés; les frictions pratiquées avec des linges chauds et des corps plus ou moins rudes;

enfin, l'eau bouillante produisant la vésication, ou une brûlure au premier degré, la pommade de Gondret, amènent les mêmes résultats. Tous ces moyens, comme je l'ai dit, ont l'avantage d'agir au moment même.

D'autres dérivatifs ont besoin au moins de quelques heures; ce sont les vésicans ordinaires, dans lesquels la base irritante est l'écorce de garou ou les cantharides.

Enfin, il en est d'autres qui ont besoin de plusieurs jours; ce sont le séton, le moxa, le cautère.

Les plus utiles, il n'en faut pas douter, sont ceux qui agissent en peu de temps, car le plus ordinairement il n'en est pas à perdre, la maladie marchant avec rapidité.

Les dérivatifs seront presque toujours appliqués sur les extrémités inférieures; cependant il est des cas dans lesquels l'activité vitale est si faible, que l'on doit chercher à agir le plus près possible du lieu malade; c'est alors que l'on placera les vésicatoires sur la tête ou à la nuque.

Mais le plus ordinairement on ne doit point attendre la troisième période pour en faire usage. Ceux qui agissent sans trop irriter, tels que les pédiluves, les cataplasmes sinapisés sur les jambes et sur les cuisses, doivent être employés concurremment avec les réfrigérans placés sur la tête ; il ne faut pas craindre alors de les disséminer dans toute l'étendue des membres inférieurs : c'est probablement à la timidité avec laquelle on les emploie ordinairement, que l'on doit d'obtenir si peu de succès dans la deuxième période de la maladie. Il faut bien se persuader que l'on a affaire à une des affections les plus graves, et que l'on doit ici suivre l'adage connu : *ad extremos morbos extrema remedia*. Une seule circonstance doit rendre prudent dans leur emploi, c'est l'excessive irritabilité de certains enfans, irritabilité telle qu'un sinapisme suffit quelquefois pour amener des symptômes nerveux, dans le cours d'une maladie étrangère au cerveau ; il faut donc observer avec soin l'effet produit, et commencer avec précaution chez les individus que l'on peut croire dans ce cas-là. Les vésicatoires ordinaires paraissent devoir être très-convenables dans la plupart des cas ; mais il faut en couvrir les extrémités inférieures, ou au moins les parties moyennes de la cuisse et de la jambe, et entourer les pieds et les genoux de cataplasmes sinapisés et bien chauds, renouvelés fréquemment. En agissant ainsi on peut espérer de déplacer l'inflammation déjà combattue, et affaiblie par les saignées générales ou locales. C'est en employant de concert tous ces moyens que nous venons de passer en revue, que l'on parviendra à ce but.

Dérivatifs agissant sur les muqueuses.

Je n'ai rien à dire des dérivatifs portés sur la muqueuse nasale, ils ne devaient évidemment faire que du mal, dans le cas qui nous occupe ; aussi y a-t-on complètement renoncé. Mais il n'en est pas de même de ceux qui agissent sur la muqueuse digestive, vantés par des médecins et des chirurgiens célèbres ; reproduits dans ces derniers temps sous un nom nouveau, ils méritent de fixer toute notre attention.

Je crois devoir d'abord m'occuper de ceux qui procurent des évacuations abondantes en activant les sécrétions bilieuse et muqueuse, puis considérer ensuite les dérivatifs dont l'emploi n'est pas suivi d'évacuations notables, ceux qui ne paraissent pas influer sur l'état du foie et des follicules mucipares.

Parmi les dérivatifs évacuans, nous trouvons les vomitifs, laxatifs, purgatifs, drastiques, etc. Les premiers ont été bien long-temps employés sans succès au début de la maladie, les vomissemens bilieux qui surviennent alors, faisant croire à l'embarras des premières voies : dans tous les cas, disait-on, il n'y a pas d'inconvénient à les évacuer, la nature nous l'indique, et on prenait ainsi pour un mouvement critique ce qui n'était souvent qu'un symptôme d'une irritation secondaire du foie. Aussi cette pratique n'a-t-elle duré que tant que l'on s'est contenté d'ouvrir le crâne et que l'on a négligé d'examiner avec soin toutes les autres cavités; mais, depuis que l'ardeur des discussions a amené des recherches exactes et précises, depuis que les médecins des hôpitaux n'ont négligé aucun organe, depuis que l'on a contracté la louable habitude de tout examiner et de ne point juger *à priori*; depuis que les diverses lésions des muqueuses ont été appréciées, et la gastro-entérite décrite dans toutes ses nuances, on est devenu plus circonspect dans l'emploi des vomitifs. Trop souvent, en effet, on trouve l'estomac enflammé dans la méningite aiguë des enfans, pour que l'on puisse sans crainte se décider à faire vomir. Loin d'exciter la sécrétion bilieuse, je crois qu'il est utile de chercher à la diminuer.

Quant aux laxatifs et aux purgatifs, ils paraissent pouvoir convenir dans certains cas, surtout lorqu'on les donne en lavemens; alors ils n'agissent que sur les gros intestins, qui ne sont pas ordinairement enflammés, et peuvent procurer une révulsion utile. Je crois que dès la deuxième période on doit les employer concurremment avec les réfrigérans et les autres dérivatifs. Il faut seulement ne pas oublier que des doses un peu fortes sont nécessaires, l'intestin étant toujours dans un état d'inertie, par suite de la lésion cérébrale.

La seule contre-indication se trouverait dans la coexistence d'une colite, dont la présence serait d'ailleurs présumée par cela même que la constipation n'existerait pas, comme dans les cas ordinaires.

Parmi les dérivatifs non-évacuans, je crois pouvoir ranger les toniques proprement dits, les excitans, tels que les vins généreux, le musc et le camphre, le quina, la liqueur minérale anodine d'Hoffmann, le phosphore, enfin peut-être l'émétique à haute dose dans quelques cas, et les autres remèdes nommés contre-stimulans.

Tous ces moyens, à l'exception des derniers, ne sont employés ordinairement que dans la troisième période, lorsque tout espoir est perdu ; on s'efforce alors de retenir encore pendant quelques instans la vie prête à s'échapper: c'est pour céder à l'usage et pour ne pas paraître abandonner les malades, que les praticiens, même les plus prudens, prescrivent de tels moyens, se fondant sur quelques cas extrêmement rares, où ils ont paru prolonger la vie, et même être la cause du rétablissement complet. Un de ceux qui me paraissent mériter une attention particulière est le phosphore. M. Coindet rapporte deux observations dans lesquelles il a réussi contre toute attente : l'un des malades était dans la dernière période, et paraissait devoir infailliblement succomber. Il fut administré dissous dans l'huile d'amandes douces, légèrement chauffée, à la dose de deux grains par once ; le malade en prit une once et demie dans les vingt-quatre heures, et l'effet produit fut des plus prompts. Ce praticien conseille de ne pas continuer son emploi, si après trente-six heures il n'a pas amené un changement notable : il croit que, prolongé, il pourrait donner lieu à des accidens graves.

Quant à l'émétique donné à haute dose, selon la méthode de Rasori, si j'en juge d'après les essais tentés à l'hôpital des Enfans pendant l'année 1824, on doit tout-à-fait y renoncer, car non-seulement il n'a procuré aucun amendement, mais même il a paru nuire dans la plupart des cas, et donner lieu à des symptômes non équivoques de gastro-entérite.

Dérivatifs agissant sur les glandes.

Au premier rang nous trouvons les mercuriaux, employés comme sialagogues ; ils peuvent dans certains cas favoriser la résolution de la maladie, lorsqu'elle tendrait à passer à l'état chronique ; mais ces cas ne doivent pas se présenter bien fréquemment. Je n'en ai jamais rencontré à l'hôpital des Enfans ; et dans ceux où la maladie était aiguë, le mercure n'a produit aucun bon effet.

Cependant, comme plusieurs médecins très-recommandables en ont retiré de bons résultats, il ne faut pas les négliger ; le tout est de savoir saisir l'indication. Quant aux diurétiques, leur effet est trop peu marqué sur l'économie en général, pour pouvoir être conseillés dans la méningite aiguë ; c'est dans l'épanchement ventriculaire spontané, survenant à la suite de la scarlatine, que l'on les a vus obtenir des succès, et c'est là ce qui a pu les faire regarder à tort comme de puissans dérivatifs dans la méningite.

FIN.

TABLE DES MATIÈRES

Avant-Propos. Pag. vij

OBSERVATIONS PARTICULIÈRES.

Première observation. 1

Seconde observation 8

Troisième observation 14

Quatrième observation 22

Cinquième observation 27

Sixième observation 32

Septième observation. 39

Huitième observation. 44

Neuvième observation. 50

Dixième observation 59

Onzième observation 65

Douzième observation 70

De l'inflammation des membranes encéphaliques. . . 76

Complications fréquentes de la méningite. 86

Des lésions cadavériques 94

Du diagnostic. 99

Des causes de l'inflammation des membranes encéphaliques. 109

Du pronostic. 121

Du traitement. 123

GUEFFIER, Imprimeur de l'Athénée de Médecine de Paris, rue Guénégaud, n° 31.

www.ingramcontent.com/pod-product-compliance
Ingram Content Group UK Ltd.
Pitfield, Milton Keynes, MK11 3LW, UK
UKHW031852260826
14628UKWH00002B/731

9 782019 642037